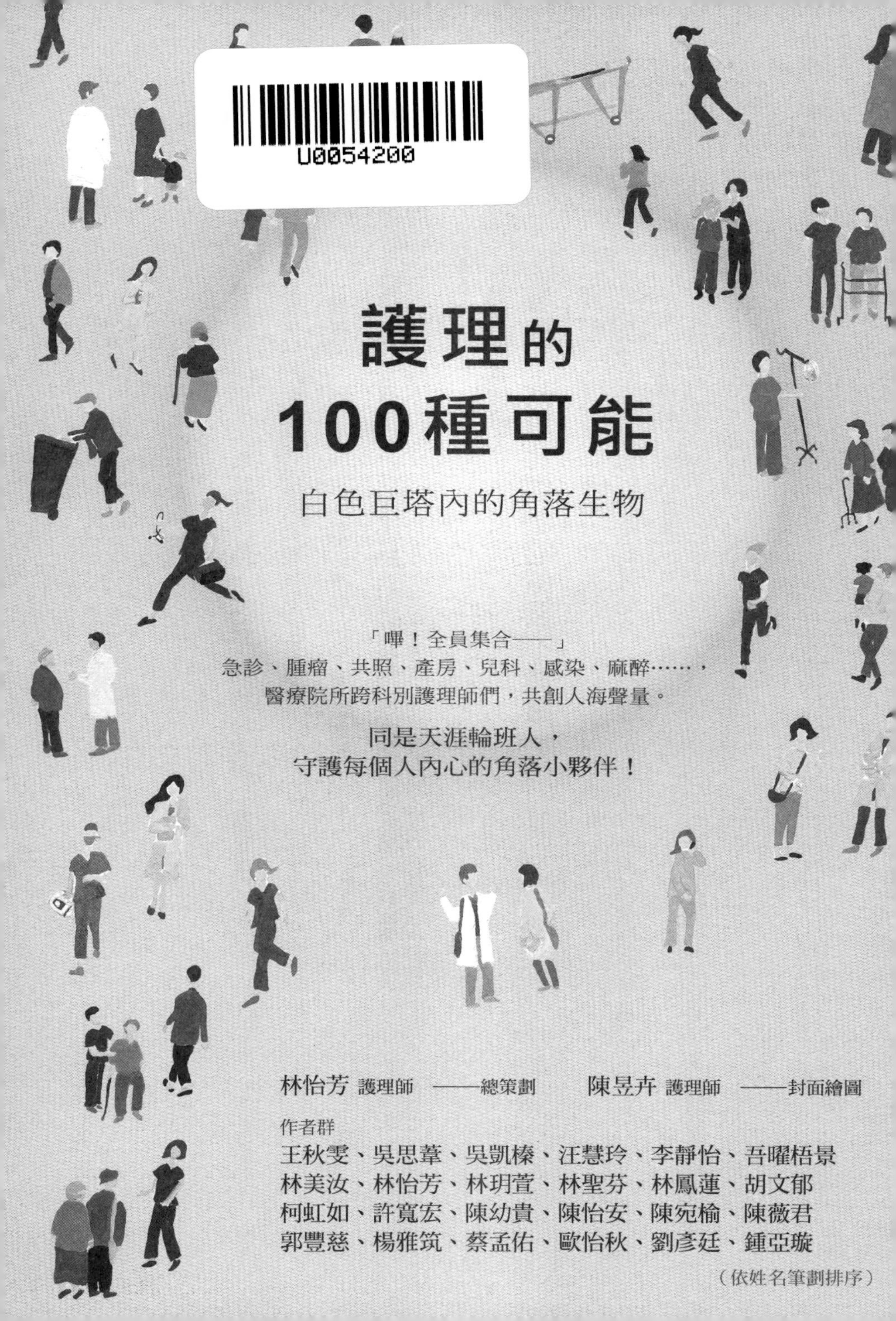


# 護理的 100種可能

## 白色巨塔內的角落生物

「嗶！全員集合——」
急診、腫瘤、共照、產房、兒科、感染、麻醉……，
醫療院所跨科別護理師們，共創人海聲量。

同是天涯輪班人，
守護每個人內心的角落小夥伴！

林怡芳 護理師 ——總策劃　　陳昱卉 護理師 ——封面繪圖

作者群
王秋雯、吳思葦、吳凱榛、汪慧玲、李靜怡、吾曜梧景
林美汝、林怡芳、林玥萱、林聖芬、林鳳蓮、胡文郁
柯虹如、許寬宏、陳幼貴、陳怡安、陳宛榆、陳薇君
郭豐慈、楊雅筑、蔡孟佑、歐怡秋、劉彥廷、鍾亞璇
（依姓名筆劃排序）

目錄 *Contents*

PART 2

# 雖然不用輪班，還是存在爆肝危機

## 現在起，我們都要好好的！

我常常為病人的勇敢與智慧所感動，然後帶著這些感動繼續照顧下一個病人，內化成滋養生命的重要養分，堅持心中對這份工作的盼望。

# 目錄 *Contents*

## PART 3 護理長官好當嗎？

## 有溫度的管理，具同理的尊重

走在這條路上，做著自己心目中護理主管應有的樣貌。肩負大家的期待，我得好好思考自己該如何做，才能不愧於養育我、栽培我、指導我、關心我的人。

推薦序一

# 走上人本護理之路，護理人的終身課題

感謝和信治癌中心醫院「護理進階教育中心」張黎露主任邀我為《護理的100種可能：白色巨塔內的角落生物》寫序，拜讀數篇後生晚輩們字字血淚交織而成的大作後，內心百感交集。

一方面看到臺灣護理界（尤其是臨床護理能力）的進步，內心湧出難有的鼓舞；另一方面卻也因嗅出大環境對於護理人員在專業成長上，仍欠缺完善的制度，讓護理師從「新手」（novice）到「專家」（expert）的養成中，備感艱辛及孤獨，深感不捨。

## 護理服務「人」，而非「疾病」

護理服務的對象是「人」，而非「疾病」，這樣的概念從前輩諄諄教誨中，一再地被強調。

最早可回溯至家喻戶曉的護理鼻祖南丁格爾女士（一八二〇—一九一〇），在她的著作《*Notes on Nursing*》中已指出，護理人員所照護的對象是「患有疾病的人」（the sick）而非「疾病」（the sickness）；而耶魯大學護理學院的教授弗吉尼亞·亨德森

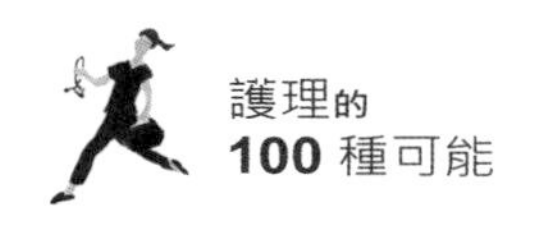


（Virginia Henderson，一八九七—一九九六）繼續傳承這樣的說法，在她一九六六年出版的《*The Nature of Nursing*》書中，更進一步清楚地解釋，護理的角色功能及其照護對象，護理是「協助」生病的人或沒有病痛的人，執行有利於健康促進或恢復健康（包括安寧過世）的種種活動，而護理功能則是協助這些人儘快恢復到其能夠執行獨立生活的一種專業。

## 因人因時因地，以病人為中心

我的護理啟蒙老師是匹茲堡大學的雷瓦．魯賓（Reva Rubin，一九一九—一九九五）教授，在她的教學裡，更是不斷強調護理服務的對象是「人」，而不是「細胞」或「分子」，可說影響我一生對護理實務、護理教育，以及護理研究上的思維、信念與作為至鉅的師者。

魯賓教授從臨床護理運作狀況的本質，以微觀尺度深入探討「護理」、「病人」與「病人的處境」三者間微妙互動的關係，主張「護理照護應該因人（不同病人）、因時，且因地（不同情境）制宜」。

由於將病人視為臨床運作場域（clinical field）的主軸，而臨床場域往往匯集了既多樣又流動性的人際互動，以致於護理人員須具備更精緻且敏銳的臨床應對能力，才能真正做到「以病人為中心」的護理照護。

## 細膩記錄護病過程，領悟護理真諦

為培養這樣的特有能力，魯賓教授要求她的碩士及博士班學生，都要能腳踏實地將「病人」視為我們學習護理角色與功能的重要「老師」，並要求我們從臨床護理病人的過程中學會聆聽、觀察及理解能力，並將和病人互動的過程，詳實地記錄下來，作為事後透視病人、透視護病互動過程，以及病人處境的學習教材。

如今回顧自身學習護理的歷程，倘若沒有經過魯賓教授從碩士班開始，就嚴格訓練我記錄下護理病人時，與病人互動的細膩過程，而後即使到了博士班，仍將研究範圍有關的護病互動過程一一記錄下來，作為博士論文資料分析與詮釋的最好文本。

我想若非如此，這一生是不可能建構起個人對「護理真諦」的獨特領悟，並能夠將每一位病人視為獨特的個體，來提供適切性護理照護的能力，更不可能從探索病人所在的處境中，體悟出獲得「病人的信任」是身為護理人的一種成就，更是護理人能將病人視為「人」的最佳體現。

## 護理人，一生追尋的生命課題

得到他人的信任，所彰顯的是兩者間的關係，具有無可取代的特殊意義，而護理人員與病人間即是如此。

每當病人對我的護理照護，以完全坦誠的形式展現時，往往讓我驚覺護理的「神奇」，深知如此獲得病人的信任，是身為護理人員的一種「特權」（privilege），也就是這種「特權」感，讓我一生不斷地探索「護理的意義」。

可是，能善用「特權」並發揮超能力，並非與生俱來，而是需要透過不斷地從護理病人的經驗中，探索與反思護理的意義，這項任務也是身為「護理人」一生中需要不斷求真、求實的生命課題。

堅持「以人為本」的護理，是身為護理人的使命。當你能夠與寫出《成為一個人》（*On Becoming a Person*）及《學習的自由》（*Freedom to Learn*）兩本書的卡爾・羅傑斯（Carl Rogers）一樣，花了三十年的時間領悟出，從一開始問：「我該如何處理及如何改變他？」到後來轉變成「我該如何提供一種特殊關係，好讓他能用來作為個人內發成長的一種動力？」

若你已可體悟這兩種不同層次的自我問法，那你已是完美的護理人了。加油，再加油！

——記於二〇二一年二月二日

財團法人道真護理教育研究基金會
董事長
**余玉眉**

推薦序二

# 點亮護理師的心靈角落

和怡芳結緣是因為COVID-19，她原本預計到澳洲繼續攻讀博士班的計劃，在二〇二〇年初因疫情而被迫中斷。當時，正巧要尋找一位研究護理師，需具備資深的腫瘤護理經驗，因緣際會下，我們遇見了彼此。

## 白色巨塔內外，護理的無限可能

透過視訊面談後，相談甚歡，她因此決定回臺灣參與我的工作團隊。人生的際遇就是在很多可能和不可能之中交織而生，和每個人生轉折點時，所做出選擇的結果。

《護理的100種可能》這兩本書的誕生，也就是這樣不可能中的可能，從原本只是幫賴其萬教授的「醫病平台」邀請護理人員書（抒）寫心聲，到因為彙集的文章多到可以出版成冊，甚至因為文章太多而需要分為兩本主題——「白色巨塔內的角落生物」和「白色巨塔外的風和日麗」，而且整個成書過程僅僅半年，幕前幕後的推手就是怡芳。從她身上看到的是護理的無限可能。

雖然護理人員是民眾就醫時接觸最多的醫療專業人員，然而其專業角色卻也是最不被社會大眾瞭解的一群人，我想這應該是怡芳編輯《護理的100種可能：白色巨塔內的角

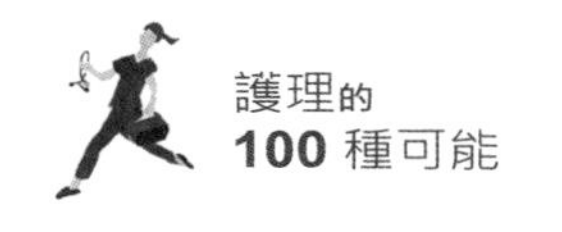


落生物》這本書的主要目的，希望透過這樣的溝通，瞭解這群醫院中不可或缺，卻常常被忽略的族群。

**護理，真的一點都不簡單！**

本書PART 1「同是天涯輪班人——護理，其實比你想的還要不簡單！」闡述護理所做的每一件事情，都可能影響病人的生命，即使細微，卻都很重要。

我想讀者從這些文章不難發現，護理是一種高壓且不討喜的工作，面對的是脆弱的生命，需要時時警惕自己用心對待病人，深怕一個疏忽而誤傷了病人。

接著PART 2「雖然不用輪班，還是存在爆肝危機——現在起，我們都要好好的！」分享護理也可以有不同面貌，像是麻醉護理師、個案管理師，或是感染管制護理師等，看他們如何在不同執業範疇中兢兢業業，一起為病人的安全和健康把關。

護理人員是醫院中人數最多的專業團體，從基層的管理者像是助理護理長、護理長到護理督導和護理部主任等，都肩負著不同的責任和壓力。

一路來到了PART 3主題，如果問我：「護理長官好當嗎？」我的答案會是：「真的難為！」尤其是護理長們，常聽他們說：「上至天花板，下至地板，凡是病房的事，都是他們的事！」他們沒有位高權重，卻肩負重任，從護理主管的故事中體會「儘管辛苦，仍然前進」的使命感，在面對倫理或價值衝突時，選擇忠於自己，並且誠實勇敢地面對，致力於維護病人，也維護護理師的權益。

## 培育最佳護理人才，提供優質服務

二〇〇八年，我請辭護理部主任一職，在和信治癌中心醫院黃達夫院長的支持下，再次赴美完成我的博士學位（Doctor of Nursing Practice），並於二〇一一年轉任護理進階教育中心主任，黃院長賦予我的使命是——「持續提升和信醫院護理人員的能力，進而培育國內最佳護理人才，以提供全臺病人優質的服務。」

此後，我專注於護理教育的研究發展，以及臨床教育工作，希望幫助護理師建立專業自信（confidence）和人本關懷（humanity）的特質，或許這也是護理的另一種可能吧！

書中每篇文章都是護理人員的成長故事，還有他們對於護理專業，以及病人照顧的自我期許。真心地為書中每一位作者喝采，因為有你們的關懷，使病人／家屬有了希望；因為有你們的用心照護，紓緩了病人的痛苦；因為有你們的警覺，挽救了病人的生命。護理工作無疑是幫助病人的大事！

和信治癌中心醫院護理進階教育中心
主任
**張黎露**

推薦序三

# 原來護理工作是這麼多采多姿

當我坐下來為這本書寫序時，不禁自問，為什麼會在還沒看過這本書的文稿，只聽了編者林怡芳護理師告訴我，這本書的內容與目的，我就答應了要為這本書作序？

我想，這可能與我關心護理教育、護理職場的待遇、臺灣社會對護理人員應有的尊重，以及認識怡芳的機緣有關。

## 護理教育，前輩同儕們用心推動

一九九八年，我回國參加「慈濟醫學暨社會學院」（慈濟大學的前身）的行政工作時，坦白說，只想到為臺灣醫學教育做些有意義的事，直到二〇〇二年黃崑巖教授接掌教育部醫教會常委，邀我擔任醫教會執行秘書時，我才開始接觸到護理教育，也才瞭解余玉眉教授在這方面的用心。

接著好友陳定信教授在臺大醫學院院長任內，邀請我當臺大護理系的校外評鑑委員，在訪談護理系當時的戴玉慈主任、老師、學生時，給我留下很深的印象。同時，透過各種醫學教育的活動，認識了成大趙可式教授，以及我的學長陳榮基教授與他的夫人周照芳教授，都使我深深覺得臺灣醫學教育界對護理教育學者的努力，以及社會對護理專業的瞭解與尊重，都還有著不小的改善空間。

**醫病平台，促進醫病雙方的正向關係**

接著，我開始對臺灣江河日下的醫病關係，嚴重影響醫療團隊的士氣感到憂心，而在二〇一六年，老、中、青三代七位醫師與三位社會人士共同成立「醫病平台」的電子報專欄，希望能在這個醫療團隊（醫、護、藥和其他醫療有關專業）與社會人士（包括病人與家屬），能夠有一個可以「平起平坐」的園地，讓醫病雙方互相瞭解彼此的想法，進而促成更多正向的關係。我們希望能有更多的護理人員分享他們的看法，讓社會大眾更瞭解護理專業的重要性。

我的同事，也是和信醫院的護理領頭羊張黎露主任，除了為「醫病平台」撰文，分享身為護理專業人士和病人家屬立場的諸多感受，還介紹我認識了新加入和信團隊的林怡芳護理師。

就這樣子，怡芳不只為「醫病平台」帶來更多的護理心聲，透過此機緣也才獲知怡芳正在號召臺灣護理界的各路英雄，分享他們選擇這條辛苦且神聖護理生涯的心路歷程。

**集結各領域護理師，完成不容易的壯舉**

深知要讓護理同仁在忙碌工作之餘，還願意參與這項工作，是一件非常不容易的「壯舉」。

想不到怡芳後來告訴我，她居然聚集了這麼多來自不同領域的護理師，把原本一本書的構想變成兩本，將以《護理的100種可能：白色巨塔內的角落生物》和《護理的100種可能：白色巨塔外的風和日麗》一同問世。

怡芳邀我為前者撰序，本書內容包括三大部分：「基層臨床護理師」，從新手到資深，包括急診、精神科、產科、兒科，以及男護理師的現身說法；「其他護理專業角色」，包括安寧照護、腫瘤個案管理師、品管、感控、麻醉科等；「護理管理階層的心得與經驗」，包括護理系／部主任、護理督導與護理長。

感到欣慰的是，經由胡文郁主任的文章，我才獲悉臺大護理系終於在硬體方面有突破性的改善。

最後，我要誠懇地謝謝本書的作者群，他們在辛苦工作之餘，撥出時間與讀者分享護理現場的各種甘苦，讓其他醫療團隊成員和社會人士更瞭解護理人員的自我期許，以及他們為什麼選擇這項辛苦的專業，並希望臺灣社會可以透過瞭解，更加尊重這群勞苦功高的白衣天使。

和信治癌中心醫院醫學教育講座教授
**賴其萬**

總序

# 我和我的角落生物們，那些護理師的養成故事

或許你早在兩年前，就因為《存在的離開：癌症病房裡的一千零一夜》認識我，也或許你還來不及認識我，沒關係，我是誰其實不重要。

只因為在臨床待頗久的，肚子裡有一些故事，已經寫在第一本書裡；但也因為工作多年，認識了許多護理好朋友，這次不打算寫我自己跟病人的故事，而是希望呈現護理師的養成故事。

## 關於護理，竟有一百種可能……

人都不是一下子就長得這麼大的，都是漸漸地在磨練中成長、在眼淚中學習堅強，然後變成你現在所看到的這些可愛、可敬的人兒，這是整本書最大的價值與精神所在。

我得先自首，雖然書名為《護理的100種可能：白色巨塔內的角落生物》，你問我真的有一百種嗎？其實真的有，只要你把每個科別、每個領域後面再加上護理師、護理長、專科護理師、個案管理師，就一定超過一百種可能。

但礙於篇幅所致（個案報告常用的話術），本套護理主題專書（角落生物、風和日麗）

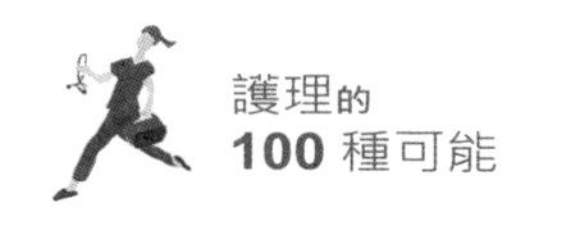


「僅僅」收錄四十多種可能性。

遙想二十年前，剛考上護理系，只知道畢業以後要嚷去國外當護理師，或是先做個幾年基層護理師，然後以當上護理長為職涯目標，區區兩種可能性，我甚至不知道護理系這些老師是怎麼變出來的（好像都是國外回來的）。哎呀！真是個單純的孩子。

在這不長不短的二十年中，世界變化很快、很大，越來越多聽都沒聽過的護理職稱，讓我常常在想，到底他們是怎麼弄到不用上夜班的護理工作，我們將在這兩本書一一為大家揭密。

我一開始也像其他人一樣抱持著極大的好奇心，總覺得他們應該是透過一些特殊管道，或是認識誰誰誰才得到這些職位，但讀完他們的「護理人生」，就會燃起一股由衷的敬佩之意，發現躲在光鮮亮麗的背後，原來藏著許多不為人知的秘辛。

**護理有這些人，真的是太好了！**

我常自嘲總編輯的功能就是一個文字美肌軟體，因為出過書的自己有一點寫作基礎，自告奮勇地要幫大家潤飾。

但其實每個人的故事都很美，在他們自覺平淡無奇的陳述底下，我常常讀著原稿就感到鼻酸，但是，是開心的那種，心裡總是覺得「護理有這些人真的是太好了！」我一定要想辦法讓讀者翻開這本書，讓讀者把文章讀完，他們就也能目睹我所看見的那道暖陽。

這種樸實散落在醫院裡的各個角落，我其實很不喜歡說護理人是無名英雄，因為我們明明就有名有姓的，但很多理由讓我們只剩下「小姐」、「護士」、「護理師」這樣的通稱。但我也不怪社會大眾，因為在進入護理以前，或許我也曾輕看護理，所以一直想要轉系，把護理系當作跳板。

沒想到進入臨床後，我對護理工作愛不釋手，而且認識好多可愛的護理夥伴，大家努力維持病人平凡的日常，還都覺得這只是小事不足以為外人道。說起來簡單，但其實做起來非常困難，人在生病之後，做什麼事對他們都是奢侈，是護理讓他們的醫院生活添加了幾分色彩。

## 護理是門科學，也是一門藝術

我將這本書的重點，定位在醫院裡的各種護理角色，醫院是我們護理人最常見的工作場域，裡面的職缺當然以臨床護理人員為主。

因為醫院跟便利商店一樣全年無休且二十四小時運作，想當然爾，需要非常多的護理師。老實說，念大學的時候，無法體會「護理是門科學，也是一門藝術」這種高話，

但經過二十年的洗禮，我會說護理真的是藝術，因為極需創造力與獨特性，同樣地，社會上真正懂得欣賞藝術（護理）的人也是少數。

面對各式各樣的病人，每個人有著各自的問題，一樣但也不一樣，我們要提供的護理必須因人而異、量身訂做，如果千篇一律地照顧病人，一定無法把這個工作做好。

你想，光是點一杯珍珠奶茶，都有這麼多種客製化的產品，更何況是這些護理措施會有多少的變形版本？而護理之所以會稱之為「科學」，自然有它的道理，你不能因為很有創意地把來路不明的偏方，塗抹在病人的腫瘤蕈狀傷口上，只因為有人跟你說這樣有效，而是必須先小心謹慎地查閱相關國內外文獻，看看這樣的方式是不是真的有實證研究可以支持。

當然，更不能像藝術家一樣，隨著心情起伏而展現出不同的作品風格，那在你心情低落時，遭殃的就是病人了，呵呵！

## 一起，把心用在對的地方

在致謝的段落，首先要感謝和信醫院的賴其萬教授，我們可以跨時空地展開對談，築著未來相同的夢，謝謝他邀請我和其他護理師參與他所創立的網路平台「醫病平台」的創作，也因此有了這本書的發想。

也謝謝和信治癌中心醫院的黃達夫院長，在我剛來到和信時，就常常鼓勵我繼續寫作、記錄並反思所見所聞，也在拜讀他的大作之後有了更多的心靈能量，因為我們都想「用心，在對的地方」。

再來，一定要感謝我現在的老闆張黎露主任，在我正要放棄臺灣護理研究之際，意外看到「護理進階教育中心」工作應徵文，讓我有機會參與「和信疼痛管理ＡＰＰ」的研發過程，讓我知道護理研究居然可以如此實用，也是主任告訴我許多護理專業角色的發展歷史，帶著我們細細品讀派翠西亞．班納（Patricia Benner）《*Educating Nurses*》，激起我的好奇心與護理使命感。

看著她為護理的付出，我覺得我們這一代應該要繼續讓護理發光，才能不愧對這些護理先鋒們的開墾闢荒。

黎露主任還邀請她的恩師，也是臺灣第一位的護理博士余玉眉教授，來為本書寫推薦序，讓本書蓬蓽生輝，余教授是護理界的先鋒（pioneer），就是有這麼多偉大的學姐們在前面幫我們披荊斬棘，才有現在的「護理一百種可能」，這是需要有多遠的眼界，才能在幾十年前就開始埋下這些能促成改變的幼苗。

當然最後，要感謝參與寫作的每一雙手，沒有你們就沒有這本《護理的100種可能：白色巨塔內的角落生物》，也是因為你們用自己的生命走出每一種可能，才讓這些角色有了新的定義與詮釋。

在此我還要澄清一點，本書最大的問題在於「選樣偏差」，書裡面的作者都是我的朋友或是我朋友的朋友，所以此書的限制在於總策劃的人脈無法跨足全臺，也還有來不及收錄進去的其它可能性，對於這個小瑕疵，我在此自我揭露（disclose），提供讀者在閱讀前斟酌參考。

但也在本書的書名留下伏筆，若是你有不錯的構想，可以私洽博思智庫出版社，期待更多《護理的100種可能之ＸＸ》系列書籍。

## 聲明

開始閱讀之前，我們必須誠摯地告知，書中所描述的每一個護理角色都純屬個人經驗分享，本書定位非護理學術教科書，故若想知道完整的各個護理專業角色和核心能力，請參閱其他專業書籍。

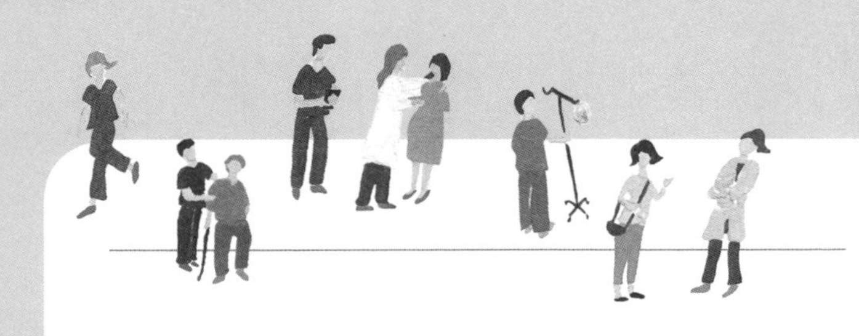

# PART 1

## 同是天涯輪班人

# 護理，其實比你想的還要不簡單！

即使現在，開始被喚作「學姐」了，仍覺得這條路充滿荊棘，好像隨時會出現張牙舞爪的噴火龍。

還好身上多了一些學姐們傳承予以披荊斬棘的「寶劍」，前面有這麼多典範樹立，身邊也有這些年累積默契的戰友，還有一群同類相聚的學弟妹們，護理的未來依然是「無限可能」。

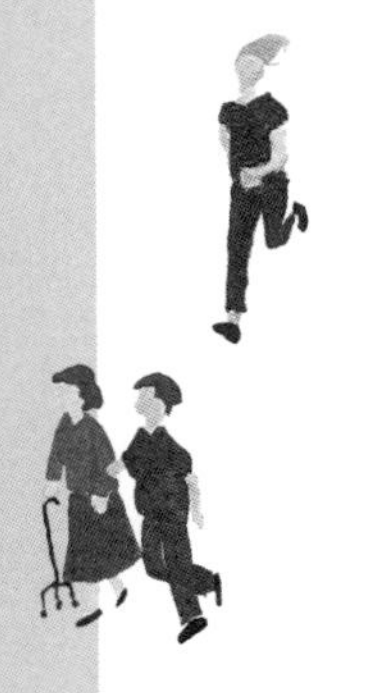

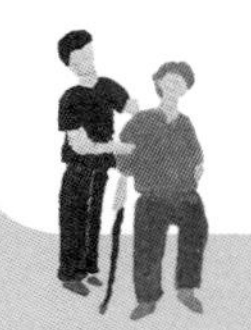

# 01

# 最重要的小事 護理！

腫瘤資深護理師 **林怡芳**

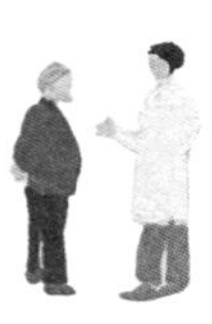

打針、發藥、翻身、換尿布，這些微不足道的「小」事，卻是關乎病人生死的大事。護理師可說是病人的最後一道防線，所以每一刻完全都馬虎不得……。

做了十三年的護理師，老實說，沒有想到有一天會離開熱愛的臨床工作。我不是工作狂，也不是「燃燒自己，照亮別人」的活菩薩，只是跟大家一樣的普通人，工作就是為了賺錢養家糊口。

但熱愛究竟是從何而來，我也是花了一點時間才弄清楚，原來人與人之間良性的互動，可以喚醒孟子二千年前倡導的「人性本善論」。

照顧病人的當下，不曾想過偷懶，不是因為我人很好，而是因為不希望自己的懶惰造成別人的傷害，這種惰性跟放假在家當「沙發馬鈴薯」截然不同，當這種無害生物，我真的很可以。

## 資優生搖身一變，成了大家口中的「小」護士

常常有人笑我們：「護理師有什麼了不起，不過就是打針、發藥、翻身、換尿布！」小時候的我不懂得反駁，只覺得委屈，覺得自己從小到大都是資優生，但從臺大畢業之後就搖身一變，成了大家口中的「小」護士。

現在已近不惑之年的我，對於護理角色有了全新的定義，不再去在乎別人的誤解，但我相信如果你或你的家人曾被我照顧過，你會很喜歡被我照顧著且打從心裡尊敬我，稱我林護理師或是護理長。當然我不是護理長，只是因為他們總是認為很厲害的護理師

就是護理長！

相反地，也有人會以為資深的我是新進護理人員，原因在於我總是笑容滿面，自然地與他們對話，盡量不露痕跡地把每天應做的日常評估，藏在生活的互動之中，例如：

「陳小姐早安，昨晚睡得好嗎？有沒有又半夜痛醒呢？」

「多虧妳有幫我跟醫生說，昨天他幫我加的那顆睡前止痛藥，好像有效耶！」

「哇！真是太好了，那妳早餐吃了嗎？」

「我還不想吃！」

「妳最近好像吃得很少耶，有排便嗎？要不要幫妳聽聽肚子，看看蠕動得如何？」

「好啊！昨天是沒有排便，但屁倒是放了不少！」（害羞地笑了出來）

「喔，那不錯，有排氣至少腸子應該是有在工作，聽起來也蠻正常地蠕動（叩診砰砰砰），嗯！確實空氣很多，少吃點容易產氣的食物，像是……族繁不及備載。」

「妳一定是新來的吧，才會這麼親切！」

「哈哈，我就當作是稱讚囉！」

就這樣每天打針、發藥、翻身、換尿布，讓我知道這些微不足道的「小」事，卻是關乎病人生死的大事。

## 微不足道的「小」事，關乎病人生死的大事

我曾在一本書中讀到：「護理師是病人的最後一道防線。」（Nurses are the patient's last line of defense），所以我們在打針、發藥的每一刻完全都馬虎不得。

在醫師開出處方、藥師調劑藥物、傳送人員送到病房……，每個環節都有可能出錯，在我的十幾年的臨床經驗中就遇過——醫師把藥物開錯床、藥師發錯藥、傳送人員送錯病房。

最後的守門員當然就是護理師，萬一在給藥前仍沒有被發現，那麼承擔一切後果的，就是完全沒有保護自己能力的病人了！

看到這裡，或許你就可以同意，打針、發藥確實證明了護理人員具有醫療專業知識，不然怎麼在醫師開錯藥時，知道是不該給沒有那些症狀的病人；也需要具備藥物專業知識，才能告訴病人該注意藥物的相關副作用，還有什麼藥不能跟什麼食物一起吃，例如：每年中秋節都要不厭其煩地提醒，有在吃脈優（Norvasc）的病人，不能跟柚子一起吃，因為柚子跟葡萄柚一樣都會抑制體內的 CYP3A4 酵素，進而影響藥物代謝。

那麼，關於翻身跟換尿布，哪有專業可言？這不是每個人多練習幾次就會的技術嗎？不知道大家可否還記得，第一次幫小嬰兒換尿布的手忙腳亂，尤其怕他的排泄物呈現土石流狀，在翻開尿布那一刻的進退兩難。更不要說，我們換的尿布是大很多號的尺寸，

也無法將病人雙腳抬起來，快速把尿布進行抽換。

再說，病人拉稀便並不是最可怕的情況，我最怕病人解血便或黑便，因為這樣的症狀往往代表著消化道哪個部分正在出血，若沒立即與醫師討論後續措施，病人的出血情形就可能引發更嚴重的後果，像是出血性休克。

在旁人眼中以為很簡單的換尿布，但我們並不只是單純「做這個動作」而已，同時間眼睛也沒閒著，得一邊掃描，檢查皮膚的狀態與完整性，幸運的話可以發現初期的壓瘡，在傷口產生前就可以開始給予預防壓瘡的護理措施，像是兩小時翻身一次，或是使用特殊敷料進行皮膚保護。

## 燃燒護理魂，永不捨棄的理想

以上這些無論是醫學、藥理，或是護理的專業知識，我們都必須依據病人的背景知識，用他們可以理解的語言進行解釋，以達到衛教效果，否則說得再多都是徒勞。

常常在醫師離開後，病人張大眼睛很像課堂上想認真上課，卻無法理解老師的一字一句，我看過那樣的眼神，也知道那種無力感。

所以我試著用他們可理解的語言，再解釋一次，同時鼓勵他們發問，因為我們總是可以透過一來一往的過程，瞭解彼此更多。但所做的一切難以為外人道，因為社會大眾

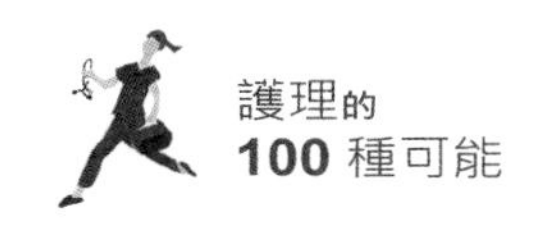


總是以南丁格爾的神聖形象，視這些付出為理所當然。

我不意外有些護理師因為在臨床遇到很多不公平、不合理的事，透過社群網路來宣洩不滿，我也有真的很不開心的時候，不是因為感覺自己沒得到回饋，而是社會上有太多太過複雜的家庭關係。

有時候病人並無法如願地當自己生命的主人，家屬有時因為「太愛」，所以無法妥協在生命末期採用支持療法（Best Supportive Care, BSC）取代侵入性或過分積極的醫療行為。

身為被賦予病人代言人身分的我們，在與家人溝通前，必須先充分瞭解他們的想法，整個過程勢必充滿火花，因為他們會以為——你不懂得愛，才會要他們放手！但你得讓他們理解，如果我們的愛只會增加並延長他的痛苦，不停用「我都是為他好」來說服自己，其實放手（let him / her go naturally）才是真正愛的表現。但我知道一輩子都不可能真的放下。說到這，或許你會好奇，既然我熱愛護理，那又為何要離開？對我來說，其實我不曾離開。

在臨床工作那麼多年，所以很清楚有哪些問題仍需要改善，很多事情想做、該做、要做，無論是護理教育或是改善護理人員的執業環境。現在的自己專注在強化個人的研究與學術能力，未來無論會往哪裡走，我都知道一定不是捨棄理想的那個方向。

## 作者簡介

# 林怡芳 Harper Lin

# 人類圖 1/3 人 # 和信疼痛管理 APP
# 貓奴 # 咖啡成癮患者

不務正業的腫瘤科護理師、演說家

### 學歷這件事

一九九九年　清水完全中學高中部畢業
二〇〇三年　臺灣大學護理學系畢業
二〇一五年　臺灣大學護理研究所畢業
二〇二一年　陽明交通大學護理博士生

### 資歷這件事

二〇〇四～二〇〇五年　臺灣大學護理系胡文郁教授研究助理
二〇〇五～二〇一八年　臺大醫院腫瘤科病房護理師
二〇一八～二〇一九年　臺大醫院急診護理師
二〇二〇年～迄今　和信治癌中心醫院研究護理師

### 值得嘴的事

二〇〇七年　通過美國加州ＮＣＬＥＸ護理師執照考試；
二〇〇九、二〇一一、二〇一四、二〇一七年　當選優良護理人員；
二〇一三年　遠赴澳洲參與ＩＣＮ國際研討會海報發表；
二〇一五年　赴日本參與 Congress of Asian Society of Head and Neck Oncology 暨 Annual Meeting of Japan Society of Head and Neck Oncology 國際研討會海報發表；
二〇一六年　赴香港參與ＩＣＣＮ國際研討會海報發表；
二〇一七年　完成Ｎ４護理師進階；
二〇一七年　臺灣大學教職員羽球錦標賽女子組雙打冠軍；
二〇一七年　偽 YouTuber「最重要小事—on cath」觀看人次達一萬次；
二〇一八年　出了一本書《存在的離開：癌症病房的一千零一夜》。

### 給讀者的話

Love is all that matters!（愛是一切！）

# 02 如果不走護理，我還能做些什麼？

護理師學妹代表 **林玥萱**

每個人都會有成為「學姐」的一天，但我知道我要成為哪一種學姐。

我想要成為——如同學姐們這般優秀且令人信任的存在，在理性判斷下仍保有感知同理，該哭的時候哭、想笑的時候笑，原則清楚，卻能保有彈性調整……。

「如果不走護理，還能夠做什麼？」這是剛進醫院的第一年，問過自己最多次的一句話，如果你從我的背景瞭解起，就不難理解我的疑惑。

念了護專、考了執照，繼續升學二技，花了七年的時間研讀護理「專業」，求學路上，我很清楚知道自己不是聰明伶俐的人。因此，在二技時找了份打工，選了最不擅長的呼吸照護病房（Respiratory Care Ward, RCW），原本以為這是為臨床提早做的準備，可以少受點傷，殊不知依然在獨立後被現實轟炸得體無完膚，根本是一連串機關槍式的掃射。

## 笨拙菜鳥，闖入聞風喪膽腫瘤科

不知道是我個人問題，還是跟進入的科別相關，我被分發到令人聞風喪膽的「腫瘤科」。對於菜鳥來說，那是個曾經在教科書上看過的名詞，曾經考過的重點章節，但也是那些被快速瀏覽甚至跳過的專業內容（不要問我哪裡畢業，我不會說的）。

但現實中我必須照顧這些綜合了生理、心理、靈性，以及社會問題的癌症病人，就如同考卷最後會出現的綜合測驗，題目融合了各章節的精華，測驗是不是已經融會貫通這些知識。

如果今天我是個需要撰寫個案報告的N2護理師，我會很高興，因為每個病人都可以當作個報主角；但我只是笨拙的菜鳥，走到哪都會被嫌棄的那種學妹，根本不認為

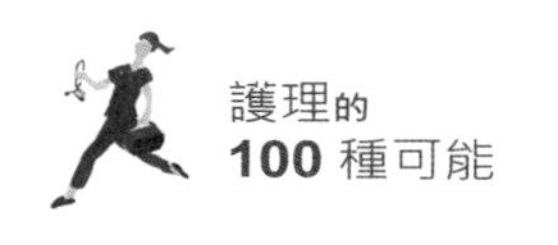


自己可以勝任這樣的工作。再加上剛到醫院報到的第一天，學姐就跟我們分享，上次那個新人只待三天就自動離院（Against Advise Discharge, AAD），還有因為看到血淋淋的CPR，報到第一天就哭著離開……。

「學妹，妳到底在交什麼班，為什麼改藥？為什麼檢查？」

「什麼都不清楚，病人不是妳照顧的嗎？」

「學妹，這個病人為什麼少了幾顆藥？」

「學妹，妳今天病人的帳有記嗎？」

「學妹妳給我過來，為什麼妳病人的 bedside（床邊）那麼亂？」

「學妹……」

太多太多這種負面又充滿厭世感的字句，我連在夢裡也都無法逃離「學妹」的叫喚聲，然後天又亮了，又要去上班了。

每天看著鏡子，拍拍自己的臉，對著自己說：「這才剛開始，我們加油好嗎？」或是：「加油！今天，會不一樣的！」確實，今天真的不一樣，被罵的東西不一樣了，而我的無能還是依舊。

## 慎選模範，練習隔牆有耳

新人時期，什麼時候該做什麼事、什麼知識要瞭解，當時的我，抓不到頭緒，聽著交班，從被問的問題中，才慢慢理出一點線索，我稱之為「臨床護理思考捷徑」。

挺著獨立的壓力，在被帶領的三個禮拜，就像暈車一樣地暈頭轉向。三個星期後的「被獨立」，就又是另一個 long story，讓我存活下來的是不同學姐所教授的生存之道（臨床技能），支撐著我走到現在。

我永遠記得佩樺姐跟苡瑄姐都不只一次提醒我：「一步一步來，把基礎的日常護理做好，從生命徵象到身體評估，病人的這些資訊能讓妳知道他正在發生什麼事！」看似最簡單、最不起眼的生命徵象（vital signs），裡面所包含的警訊和意義，卻能夠讓我們初步判斷病人的狀況，再加上日常的問候當中，主觀資料的收集，就能統整病人目前的需求照護及處境。

在新手時，模仿（imitate）絕對是第一步。當我開始獨立照顧病人時，「隔牆有耳」是我的招術之一，偷聽著學姐們是如何用簡單的問候，就讓病人全盤托出，包括：症狀不適主訴、吃喝拉撒睡、疼痛情形，甚至是一直很難碰觸的心靈問題，然後嘗試著模仿，當然剛開始可能會說（學）得不像，甚至奇怪，但慢慢地會找到自己的口吻去表達揣摩這些意思，建構出自己在護理專業的樣子，但這都還只是第一步，且是在風平浪靜底下的第一步。

## 突發事件，從來沒有差別待遇

腫瘤科有太多突發事件，舉凡：腫瘤生長壓迫神經，突發性的半身癱瘓、腫瘤血管過於活躍而噴射出血、對於治療效果太顯著而引發腫瘤溶解症候群，還有許多無法理解的呼吸衰竭或心臟驟停等，臨床的這一切，並不會因為你是個菜鳥而貼心地繞道而行。

「別怕！」阿邱學姐說：「我們是個 team，call HELP 就對了！」但要記得在夥伴們趕來協助的同時，還是得儘快地進行第一線處置，無論是加壓止血、維持呼吸道，總還是有很多事可以先做，當夥伴們出現時，快速交換情報，協助大家進入狀況。

但第一次遇到仍只知道慌張地大喊：「學姐，病人很奇怪！」然後不知所措地站在一旁，連最基本的生命徵象還是趕來的醫師協助測量，所幸在學姐們臨危不亂地支援下，病人終於恢復心跳意識，而我只能躲在廁所哭，用力感受自己的無能，在急救過程中像個廢物擋路，腦海中迴盪著諸多問題：「如果護理師不是我，是不是這個病患就可以得到更好的照顧？或是病患就不會發生危險了？」

婷姐說：「如果妳覺得無能，就把所有的氣餒和不甘變成未來最有用的助益！」花姐說：「會發生就是會發生，誰來顧都一樣，最重要的是要記得做好自己能做的，就不會愧對病人！」

單位裡許多優秀的學姐們，讓我知道什麼叫做「生命的延展」及「醫療照護無邊界」，也讓我看到護理臨床，原來還可以做這麼多。於是，開始回顧統整每次的急救事件，從當下狀況思考可以怎麼處理，而我有哪些沒有做到的地方開始著手。

## 人生中最難啟齒的，再見

「誰都無法準備好面對死亡，但我們會在身邊陪你們一起！」

在醫院裡，我們也陪著病家完成生命中很多想做卻無法做的，或是「想」想卻不「敢」想的事情，甚至是陪伴度過人生中最難啟齒的一句「再見」。

道別有很多種方式，但在遇見陳大哥以後，我有了另一個想法。他是個很酷的人，稱呼自己右肩巨型腫瘤為「寶貝」，總是喜歡在換藥時播放非常經典的美式老歌「Take Me Home」，我問為什麼是這首歌，他說每次換藥都有可能因誤觸地雷而誘發大出血，萬一真的發生，想要聽著這首歌離開世界——Country roads, Take me home, ......To the place I belong......（鄉村小路，帶我回家，回到我屬於的地方）。

但他所擔心的流血噴發一直沒有發生，久到每個換過藥的護理師都快要把這首歌背起來了，隨著疾病的進展，身體虛弱到無法再多做治療，而導致腫瘤橫行蔓延至整個前

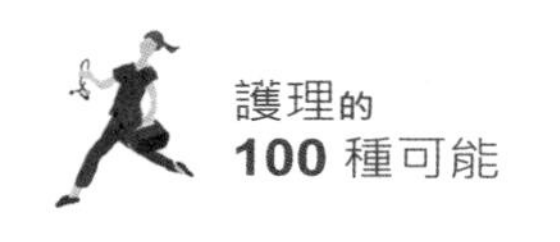


胸皮膚。日常生活只能靠太太幫忙，無法下床活動的陳大哥，日子只剩下「等待」。

「還能做些什麼？讓等待不僅僅只是等著？」我常常這樣想，和幾個交接班的護理師一同討論著方案，但是，可行嗎？

學姐說：「把想法化為行動，做，才有可能！」我們決定從陳大哥最擅長的攝影著手進行，讓等待的日子有目標可以期待，卻意外促成一場以陳大哥為中心，向外延展至親近家人、兄弟親友，甚至是社交同好的「攝影分享茶會」。

大家也都知道，這將會是陳大哥人生中第一場也是最後一場的攝影展。因著疾病的變化，所有的事情，刻不容緩。

就在攝影茶會開展的前一日，看著單位學姐妹們最後佈置茶會展場，大家井然有序地做著手邊的工作，我突然像個局外人一樣傻愣在當中。

那個聲音又出現了：「怎麼辦？是我！是我在主導這一切，而我能做好嗎？」再次在心裡響起，學姐彷彿聽見我內心的話，突然對我笑著說：「會好的，一切都會往好的方向發展！」讓我驚覺到，是啊！我不是自己一個人，我有夥伴啊！

茶會當天，滿滿的親友蒞臨現場，太太訴說著這些年陪伴陳大哥上山下海攝影的日子，女兒們分享著心中那位有如「武者」一般勇敢豁達的父親，朋友們談笑著那些有趣逗笑的時光，最後陳大哥以視訊的方式，比了一個時下最流行的手指「大愛心」向所有親友表達感謝之意。

兩天後，收到了女兒的消息，陳大哥在生命最後兩天，一家人翻閱著攝影集和茶會照片，最後在醫院圓滿地離開了。女兒說：「爸爸很喜歡……。」那一刻，我感受到說愛的方式很多，說再見也是。

## 只要是鳥，就能飛

在醫院的日子如流水般快速，一直覺得自己還有很多要學習，轉眼竟然已有了七年資歷，開始被喚作「學姐」了。

直到現在，仍覺得臨床這條路充滿荊棘，好像隨時會出現張牙舞爪的噴火龍，還好身上也多了一些學姐們傳承予以披荊斬棘的「寶劍」，每每遇到許多狀況，就會想著：「如果是學姐們，她們會怎麼做？」前面有這麼多典範樹立，身邊也有這些年累積默契的戰友，還有一群同類相聚的學弟妹們，我們的臨床依然充滿著「護理無限可能」。

某一年的夜班，某個在我心中，像土地公、土地婆存在的學姐，悠悠地告訴了我：「妳很努力，我們知道！」一句平凡無奇的話，卻讓當時的我，瞬間潰堤大哭。

每個人都會有成為「學姐」的一天，但我知道我要成為哪一種學姐，我想要成為——如同學姐們這般優秀且令人信任的存在，在理性判斷下仍保有感知同理，該哭的時

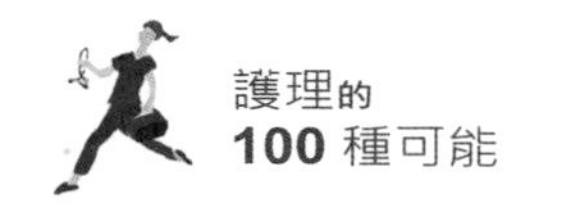


候哭、想笑的時候笑，原則清楚，卻能保有彈性調整，而非盲目依循常規行事。

我很幸運被丟在這樣的人間煉獄中，然後活下來，看見護理的價值，同時瞭解到「人生苦短、及時道愛」的真諦，也許不見得在每一個生命故事中都可以使上力、幫上忙，但至少能讓他們感受陪伴、感受關愛，在最後的旅途上沒那麼孤單。

「學姐！不用擔心，我已經長大了！」我也會繼續學習，然後把這些再教給我的學弟妹。

（本文初稿曾獲選刊於「醫病平台」）

## 作者簡介

# 林玥萱 Grace Lin

# 說故事姐姐 # 羊駝小姐
# 江蕙(?!)

**學歷**這件事

誤打誤撞、走花路的護理師
二〇〇六年 填錯志願，開始走上護理人生
二〇一一年 馬偕醫護管理專科學校護理科畢業
二〇一三年 亞東技術學院護理學系畢業

**資歷**這件事

二〇〇八~二〇〇九年 師大生命科學系實驗室助理
二〇一二年 馬來西亞遊學前往 Penang Adventist Hospital 各科實習
二〇一三年~迄今 臺大醫院腫瘤科護理師

值得**嘴**的事

去韓國旅遊~搭警車；
去泰國清邁旅遊~搭救護車；
和「周公」是超級無敵好朋友；
下夜班可以連續睡四十六小時、剪頭髮、按摩、搭飛機等，睡到店家及空服員出動人力叫醒我；
二〇二〇年度優良護理人員。

給**讀者**的話

無法消弭疾病結局的難過，最終就在過程中創造難忘的幸福點滴，這些點滴是可貴的，回憶起來是彼此努力和愛護摯愛的盡心盡力。
我們努力做的是激發每一人每一事的向上契機，我們在，讓我們陪伴你。

# 03

# 薑，果然是老的辣！

臨床資深護理師 **陳怡安**

「為什麼想走安寧？」面試官問我。

「我喜歡人，喜歡安寧照護，但是想先了解這些人之前發生了什麼事！」我充滿理想抱負地說。於是，我去了腫瘤科打滾，現在該是履行承諾的時刻了……。

「你說誰是老學姐（資深護理師）啊！」我根本不知道何時開始被稱為「姐」？什麼時候開始覺得身邊的「妹妹們」都好可愛？甚至不知不覺在會議中忍不住頻頻發言，變成意見很多的那個人。

喔，還有竟然跟學妹們聊一聊，就開始講起「歷史故事」，不得不承認我確實都有以上症狀。如果你也是，恭喜你也已經邁入護理初老的階段囉。

## 秀逗小護士，玻璃心碎滿地

「資深學姐」其實是猶如地基主或土地公婆般的存在，保護這個單位平平安安。

「資深護理師」是一百種護理的其中一個很大的可能，可是卻不是在我入行之初可以想像的，遙想初踏進護理界的時候，也曾經承接學姐們驚嘆的目光：「哇嗚，小我二十歲，可以當我女兒了！」醫師也會說：「妹妹不用怕，我教妳！」享受當一株新鮮小嫩芽的日子。

當然最常出現的劇情，其實是焦頭爛額、餓著肚子被罵——

「這個 order（醫囑）早上就開了，怎麼到現在下午了，還沒有執行？」

「誰是妳師父（學姐）？有人教妳這樣做嗎？」

「妳到底在講什麼？交什麼班？都聽不懂，這樣我要怎麼照顧病人？」

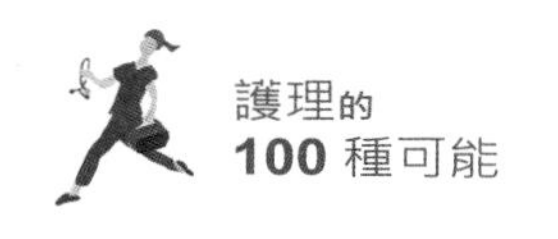


被白眼、被摔chart（紙本病歷），交完班，卻還有好多事情沒做完，記錄也一個字都還沒寫，但是但是……還是先繼續衝出護理站完成未竟之事，否則你明天就不用來了（除非不怕學姐們銳利又充滿殺氣的眼神）！

回家坐在公車上，才有機會回想自己今天到底是怎麼度過，想到剛剛學姐們的嚴厲指責，眼淚就算是抬著頭卻還是不停流下來，秀逗小護士忍不住懷疑自己是不是不適合這行？

你不要以為我在中傷學姐（現在可能是學媽、學婆了），由於臨床工作量真的很繁重，如果每個人都像我這樣，遺漏事情給下一班的同事，那她光是處理這些遺漏，就會佔去許多工作時間，這樣確實也是頗大的壓力。

我只能說，走臨床很難維持氣質與修養，所以也不要太苛責彼此。話雖如此，當初確實也被言語攻擊得玻璃心碎滿地，不知道自己是怎麼活下來的？還是死了又被救活了，總之換我媳婦熬成婆了，呵呵！

**活下去，你就變成超人！**

我想可以歸功於我的天性樂觀（羞恥心閾值頗高）、不恥下問（臉皮厚不知羞恥），還好有幸遇到佛心學姐不時地拋出「楊枝甘露」，聽著前輩的經驗分享，漸漸理解了護理界的生存之道。

反正，活下去，你就變成超人，打不死你的，都只會讓你更強大（怎麼很像小強這種生物）。

無論你開不開心，日子都會一天一天過去，惡婆婆會走、新僕仔（媳婦仔）會一直進來，在這樣抓交替的過程裡，我逐漸站穩了腳步，從「沒有名字」的學妹，變成單位裡「有記憶點」的一份子。

你問我這樣要花多久時間？粗估至少要一到兩年吧！接下來的第三到八年，時間將過得飛快，期間有些戰友選擇返校深造，有些人組織家庭、生養孩子去了，有些人升官了，有些人則轉戰其他單位，學妹就這樣不停地湧入，一批又一批，新人帶得我不要不要的，更慘的是我還不能說不要（哭）。

當年的新僕仔終於熬成了 leader，在臨床照護工作之外，多了承先啟後的任務，還得當學妹的張老師（心靈雞湯之類的 whatever），也得以窺探醫界及護理界的制度面。

前進，需要畫面；改變，需要勇氣。不得不說「單純」限制了我的音量，「老實」卻擴張了我的能耐，而長久的輪班生活，已讓我的健康亮起黃燈，如果不考慮橫向連結或垂直發展，可能後果就會不堪想像。

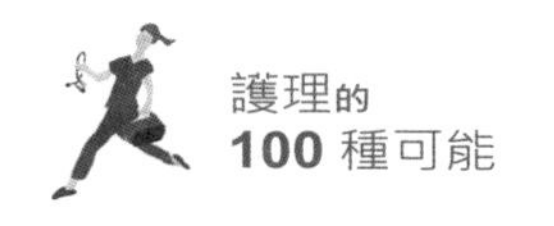


**熱血老草莓，迎來護理生涯的重大失落**

在思考中，竟迎來了護理生涯中的第一個重大失落。

那天是小學妹獨立的第一天，單位一如往常地忙碌，我有我的病人段需要負責，即使照顧著自己的病人，更擔心的其實是小學妹的病人，快速解決手上的工作，前去關心小學妹的工作進度，看到她正努力把病人移上推床，準備送他去做檢查。

就在我走近的那個瞬間，我跟病人對到了眼，但他卻無法正面看我，因為病人已幾近休克，我來不及驚嚇，趕快一個箭步將病人挪回床上，先請其他資深同事過來支援。

我得趕快聯絡相關人員，此時總醫師接連打電話來加開病床數，彷彿我們置身平行時空，即使我以 leader 的身分向他反應我們的難處，他仍堅持開床。

突然看到護長緩緩走進護理站，我快速報告了目前的處境，希望能請求護長協助協調人力，但她聽完只冷漠地說：「我今天要去上課喔！」好像我剛剛的話一句都沒進到她的耳裡。

年輕的我，在那一刻抓狂了（呵呵，年輕人真是火爆得可愛呢），一直以來臨床護理師都不允許有說「不」的權利，什麼不合理都得硬吃下去。

可是，今天我們差一點因為失誤，造成一個病人的生命危險，忍不住回想，萬一我沒有時間去看小學妹呢？這個病人會不會在送達檢查室之前就停止呼吸了？這些都是獨立第一天小學妹的責任嗎？會不會太殘忍？

當每個護理師都已經在當班接了兩床新病人（new patient）的狀態下，還要硬塞給自身難保的新人一床新病人，我真的做不出來，向上反應的結果，卻得到這種事不關己的態度，在那一刻真的覺得心灰意冷。

對，我老草莓，當下我就寫了離職單。我忘不掉當下無法幫助其他同仁的那種無力感，在護長離開後的時間裡，我哭著量血壓、發藥、連 on CVC（中心靜脈導管）時一邊遞東西，淚水都停不下來，可以感受到那位 on CVC 的醫師大氣不敢喘，飛快地把技術做好做完，速速閃人。

## 壓力爆棚，歸零學習

下班後，因為離職單而被督導約談，摸摸頭後，又接回才遞出不到半天的離職單。傍晚，堅持開床的主治醫師前來道歉，我都不聽，也不想接受，我覺得體制有問題、管理者有問題，但大家卻都不想處理，用「如果下次發生，就下次再說」的態度，繼續假裝沒事的過日子。

那我呢？壓力爆棚、委屈至極的我呢？誰來關心我的無能為力？現在回想起當初的

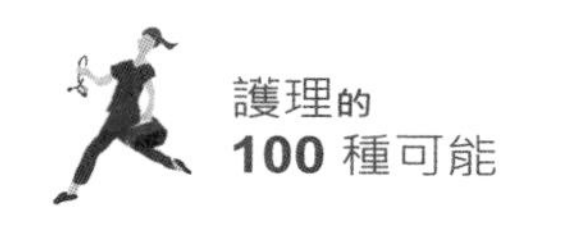


自己，只覺得天真，以為自己扛得起天下，想將所有人安排地妥妥當當，但我誰？我誰都不是。

那一天，住在我青春裡的天真少女變身成一枚憤青，指天罵地了好一陣子，妄想能改變世界（汗），到了很久以後，才明白如果要當中流砥柱，同時也要學會隨波逐流，畢竟明礬下水，才能澄清一池水，當然要有足夠的明礬才會有相對效果。

帶著滿滿失望的我，請調去了「門診化治室」，在那裡都是資深學姐們，我又當回了小學妹，不得不說當學妹真好，過盡千帆的資深學姐們，有最包容的胸襟與最務實的態度，跟著學姐們做事很開心。

印象至深的是，會議上因為觀點不同，可以爭得面紅耳赤，可是一旦達成共識，執行起來卻團結一致、雷厲風行。在這樣的氛圍裡，我曾經認為的天大委屈被融化成一盤小菜，竟不知不覺地被消化了。

在門診治療室的歲月裡，我其實沒忘記自己當初在醫院面試時誇下的豪語。

「為什麼想走安寧？」面試官問我。

「我喜歡人，喜歡安寧照護，但是想先瞭解這些人之前發生了什麼事！」我充滿理想抱負地說。

因為孔夫子說過：「未知生，焉知死？」所以我去了腫瘤科打滾，現在該是履行承諾的時刻，於是開始上安寧照護相關的課程，我知道我的目標在那裡，走過病房，看過門診，才知道原來這些病人在臨終之前，是這麼努力且用力地活著，體驗過治療百態，曾經多麼盼望在命運面前這麼奮力且掙扎地呼吸著，對於生命，他們已經仁至義盡，僅存的時間和力氣，要用在休養生息與珍貴的人生大事上，就是看安寧照護還能幫他們什麼。

終於來到安寧照護的領域，我又重新變成了新人，很老很老的新人，其實並不討喜，可以說是尷尬的存在，但我知道我得跳出原本的框架，歸零，重新學習。

驚喜地發現，站在生死兩端看同一件事，風景竟截然不同，我醉心沉迷在這個領域裡又將近十年。時間就是這樣流逝的，看似過著緩慢，卻又在你不留心時如梭飛逝。

## 護理歲月，打磨出「資深」的力量

「是不是還會有下一個護理十年？」其實我也不知道，就是一步一步向前走，工作交織著家庭，構成生活。

護理歲月打磨出來的我，學會了不急不躁地做好眼前能做的事，如同癌症病人已做足準備，要與癌細胞作戰（做化療），卻因為敗血症被迫暫停療程，必須等到體況恢復，足以應付化療的副作用，才能開始期待治療腫瘤的可能。但也可能因身體早就不堪負荷，再無機會復原，每個當下都有不確定的未來。

即便如此，我們還是得過日子，過好當下的每一刻，呼吸當下每一口的空氣，直到每個生命必定經驗的終點時刻為止，在那裡，華麗轉身、低調謝幕，或者轟轟烈烈，都將會是完整又獨一無二的人生。

護理人生也是如此，被迫按下暫停鍵，或許是個保護機制，不讓你再繼續摧殘自己的身體。

最後，我要很驕傲地說，在腫瘤科病房裡，即使很忙，我們還是會優雅地陪病人坐在床邊，有條不紊地向病人及家屬說明化療的注意事項，安撫一臉擔憂的人們；也會為了鼓勵一個深受治療之苦，又無人照顧的焦慮中年單身女性病人用餐，索性坐下來陪她一起吃飯；又或是不厭其煩地一次次教著手足無措的家屬，如何照顧一夕之間變得無法自理的病人……。

雖然腫瘤病房看起來像是「人間煉獄」充滿各種酷刑，卻時時有天使圍繞，這裡因為我們，而變成「良善之地」。這樣的溫暖在病房創建時，已經深植在這個單位裡（對！我就是元老之一），並且內化成單位必須傳承的基因，即使人事更迭，我們始終將這種精神傳承下去了，你知道我在說「你們」，要繼續好好地守護下去喔。

## 期待美好的同時，也要接受不完美

說到這裡，我可以理解當初那個小 leader 為何要哭泣了，她多想守住這份美好啊！之後的護理歲月裡，小 leader 明白了期待美好的同時，也要能接受不完美。

在檢視每個當下做能做的事情，認清極限與現實，但不是妥協或是讓自己委曲求全，要知道委屈求來的都不會是成全，而是更多的傷害，要保有夢想，又務實前進，遇到困難，充滿彈性，以及備好 B 計劃。即使不如預期，感到沮喪，也將變得有趣，因為拉長時間軸再回放都是體驗，這就是時間（資深）的力量。

寫到這裡，希望有成功地擋下一些護理人才流失的土石流。喔！資深有另一個更大的好處，就是，當你看到某主任或某大醫師時仍然能保有幽默，且與他們自在地談笑風生，因為大家都一起年輕過嘛！（菸～）

## 陳怡安 作者簡介

# 育嬰媽媽
# 不專業但是熱愛芳療的護理師

安寧護理師

**學歷**這件事

臺北健康大學護理管理系畢業

**資歷**這件事

現職　臺大醫院安寧共同照護護理師
曾任　臺大醫院腫瘤病房護理師
曾任　臺大醫院門診化學治療室護理師

值得**嘴**的事

一九九七年　北區大專盃最佳導演獎；
二〇二〇年　低調地與人合出了一本書《伴，安寧緩和護理札記》；
臼井靈氣四級靈氣師父。

給**讀者**的話

如果說意義感是活下去的動力，那淚水就是成長的肥料，而幽默絕對是轉化的靈丹妙藥，人生短短，不妨大幹一場！（哈哈）

# 04

# 我們與「善」的距離

精神科護理師 **李靜怡**

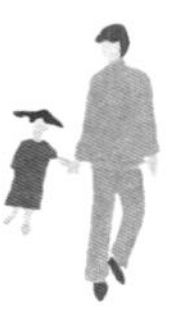

善與惡往往一線之隔，每個人心中的善跟惡又是什麼？殺了人當然是壞事，不正確的事，必須接受法律上的制裁。

但前提是，這個罪人本身的動機為何？蓄意謀殺、過失殺人、防衛過當，或是根本是無行為能力人？

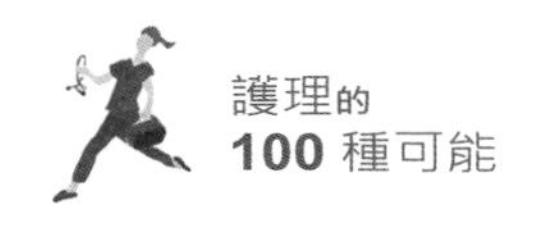


不瞞你說，當我跟別人說我在精神科當護理師，多數人第一時間的反應都是：「哇，妳好有勇氣喔！」

但是從他們沒做好的表情管理中，可以看得出來，大家對於精神科還存在著許多的汙名跟過度想像。

## 說話人人會？聊天還真不簡單！

精神科相較於內外科或重症病房，病人較少出現複雜的生理疾病，但是，心理上的複雜，也不是那麼容易可以提供照護。

在精神科裡面，會談技巧顯得格外重要。你可能會問我，會談哪需要什麼技巧？說話人人會，聊天還不簡單？若面對各式各樣光怪陸離的幻覺、妄想內容，如何應對進退，且讓病人可以放心地跟我們討論，在過程中還能同理到病人，但又不能隨便附和，加強病人的症狀，甚至在面對人格疾患出現試探或挑釁的話語時，護理師本身若沒有深厚的會談技巧，很難在會談當中全身而退。

我曾同時照顧過兩個十八歲的女孩，一個天天獨自傻笑，會談後才知道原來每天讓她心花怒放的是——劉德華（這位劉天王可是許多六〇年次熟女心中的國民老公）。她說：「我老公（劉德華）天天都對我老婆、老婆地叫！」

另外一個少女則是天天食不下嚥、以淚洗面，因為她說：「我爸爸說他再也不愛我了，他還要在我的飯裡下毒，怎麼辦？」這些不存在的幻聽、幻覺、妄想，對於病人來說，都是真實存在且感受得到的事，如果我們只是告訴他們：「那些都是假的、不要理他就好！」那我們就永遠走不到病人的心坎裡，因為我們無法同理他的難過、不適與特殊感受。

思覺失調症的病人，除了一般大眾比較常知道會有幻覺、妄想等正性症狀之外，常常也伴隨退縮、功能退化等負性症狀，在常規的藥物治療之外，精神科護理師也常常需要協助病人練習基本的自我照顧技巧，從跟病人搶大便（對！你沒看錯，就是「搶大便」，偶有出現病人退化到佛洛依德人格發展理論「肛門期」玩大便的階段）、協助病人學習清洗的技巧、擬定行為治療計劃，讓他們可以每天執行等。在這樣的過程中，要讓病人信任你，需要花時間的關懷、陪伴，才能建立有效的治療性護病關係。

## 挨揍是日常，學習壓制暴力

在精神科工作的歲月裡，「挨揍」也是一個必須跟大家分享的日常。

幾乎每位精神科醫護人員都有被攻擊或意圖被攻擊的經驗，我已經算是人高馬大的護理師，畢竟身高一六七公分的我，在護理朋友中算是鶴立雞群，但我卻曾經被一個病人在我頭頂上咬了一口。

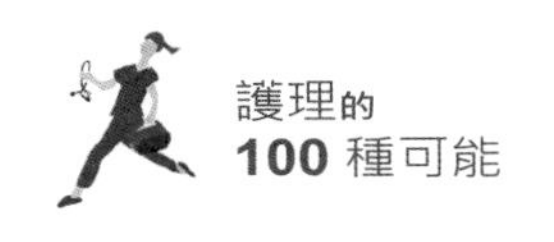


故事是這樣的，某天大夜班巡房時，我看到他用惡狠狠的眼神死瞪著我，感受到要展開一場腥風血雨的前奏，所以趕快朝護理站回奔，準備通知隊友們把武器「操」起來（約束的相關用物）。

就在我正專心「備戰」時，身後傳來一聲巨大的聲響——「碰！」回頭查看時，發現那位病人倒在地上，還哭得相當難過，我心一軟想著，剛剛還在思考如何在不吵醒整個病房下，把他五花大綁，但他卻跌倒了，就在評估跌倒傷勢的那一瞬間，他兩手抓著我的頭髮，開始把我的頭顱當成蘋果，用力地咬緊我的頭頂，死都不放。

你猜對了，這下換我哭了，我一邊掉著眼淚、一邊還要溫和地跟病人說：「XXX，我真的好痛，有事情好好說，可以先把手跟嘴巴放開嗎？」

當然，如果病人這樣就放開，那他就不是病人了。最後還是等到另外一位護理師與值班醫師帶著針劑，給予肌肉注射後，他才慢慢地放鬆，然後我們再一起把他約束到推床上，推入保護室。

而我頭頂的傷口，大約禿了一個月，半年後頭髮才慢慢長齊。

在藥物控制與心理會談治療下，病人逐漸穩定，在病人出院前，他抄了佛經送我，說要迴向給我（這可花了他一個禮拜除了睡覺、吃飯之外的時間，都在抄寫），並表示：「李護士，我還記得，在我咬妳的那一天，妳從頭到尾都沒有怪我、罵我，然後我被關在保護室的時候，妳還是每半個小時就來問我要不要喝水、想不想尿尿，然後幫我換手腳約束的姿勢……。」

很多病人在急性期症狀干擾最嚴重的時候，大腦過於紊亂，很多失序的事情，自己都記不得，但是，他卻實實在在地記得護理師的陪伴。

當然，在這件事情上，我也學了一個大大的教訓，再怎麼關心病人，第一步還是要好好保護自己，確實評估病人的暴力及危險性，不要因一時心軟而把自己的評估放在腦後。然後，精神科護理師的口袋武器裡，除了護理專業之外，還要有學習壓制暴力病人的技巧。

## 同在的力量，陪病人再長大一次

精神科病人當中，有一種族群屬於人格疾患（personality disorder），包括：自戀型（代表人物：《哈利波特》佛地魔）、邊緣型（代表人物：《權力遊戲》瑟曦），和戲劇型（代表人物：《控制》愛咪）等。

如果你看過以上的電影、小說或是影集，應該可以感受到他們有多聰明到可以操弄周遭的人，在精神科必須要特別小心病人對於我們的操弄行為（manipulation）。

曾經照顧過一位邊緣型人格疾患的病人，一開始照顧她的時候，護病關係很好，彼

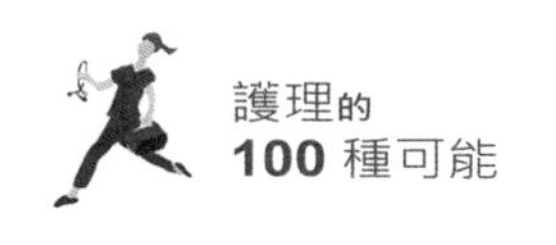


此之間存在著許多正向的回饋，她會告訴我：「能夠被妳照顧，我覺得自己是全世界最幸福的人！」（再搭配上卡通裡才會出現的那種少女般天真無邪的微笑）

再來，每天她都會在照護關係中加入一點點的化學變化，來測試妳對她是否依舊很包容，而她想知道在妳心中，她是不是跟別的病人不一樣，能得到妳更多的關注。

當談論到出院準備的時候，病人的分離焦慮導致不穩定的情緒開始隱隱作祟，她感到護理師（與其他醫療團隊）要拋棄自己，開始歇斯底里地進行過去經驗的連結，憤怒地說：「妳還不是跟我媽媽一樣，說關心我，但是要離開就離開，哪會管我的感受？」甚至口語威脅並試探著醫療的底線：「我一出院，就要馬上自殺給妳看，如果我死了，都是你們的錯！」

當我第一次遇到這樣的威脅時，真的不知所措，覺得自己被情緒勒索。

在精神科，這是一種病人使用不健康的防衛機轉，所表現出來的操控行為，醫療團隊必須針對這個個案進行討論，並擬定策略。此時，不是去質疑她的行為，而是著重在如何協助她回到家裡和社會上。

因此，大家的口徑都必須一致，否則一旦被病人找到破綻，整個努力就會前功盡棄，目標是讓病人無法挑撥醫療團隊成員之間的信任，才能讓病人感受到穩定的氛圍。

就算下次她還是因為同一件事情（也許自殺、自傷、攻擊他人等）而再次住院，都不要責備她：「為什麼這樣做？」、「為什麼又傷害自己？」因為她就是心理生病，才會又回來尋求我們的協助，這也就是精神科護理的重要任務。

曾經有位資深的主治醫師告訴我：「這類型病人的長期治療目標，要放在『讓他重新長大一次，不過這次陪他長大的過程中，會是穩定的爸爸媽媽（醫療團隊）』！」當時的我覺得這是不可能的任務，住院兩個月，出院一個禮拜就又來報到，但沒想到到第二年、第三年，每次返回醫院的時間逐漸拉長，可以延長到一個月、兩個月、三個月。

過程中，病人會問我，是否可以給他私人電話，我笑笑地回答：「你可以打到病房護理站，任何一個護理師有空的時候都可以陪你談談。可是，若我們在忙的時候，你也需要練習等待。但是，我們永遠都在！」

藉由陪伴、同在的力量，病人真的「重新長大」，後來病人可以穩定近十年沒有住院，直到身邊唯一陪伴的親人因死亡離開，才再度住院。

## 正視心理健康，乃精神的良藥

身為一位精神科護理師，一直努力對病人做著關懷、陪伴、同在，不論是直接給予，還是幫他們尋求其他資源的連結。

二〇一九年三月，電視劇《我們與惡的距離》紅遍大街小巷，當時引起了社會大眾對思覺失調症病人的關注，隨著電視劇的落幕，這樣的關注也漸漸褪色。

二〇一九年七月，嘉義發生了鐵路警察在自強號被發狂的男子持刀刺死，二〇二〇年四月，嘉義地方法院判定男子在犯案當時已經處於精神障礙的狀態，欠缺辨識行為違法與否的能力，因此判決無罪，但要施以監護五年。

然而，新聞開始重複所謂的追蹤報導，調查男子被診斷思覺失調多年，但沒有家人監督就醫、吃藥，因而病人一直處於精神不穩定的狀態，大眾開始出現撻伐的聲浪，不外乎「殺人怎麼可以無罪」，以及「監護五年後，男子一樣不吃藥又亂殺人怎麼辦」等等。

善與惡往往一線之隔，每個人心中的善跟惡又是什麼？殺了人當然是壞事，不正確的事必須接受法律上的制裁。但前提是，這個罪人本身的動機為何？蓄意謀殺、過失殺人、防衛過當，或是根本是無行為能力人，因為精神疾患出現幻聽、幻覺，才會去攻擊傷害陌生人？

我不否認確實也有人（無精神疾病相關診斷）為了逃避法律制裁，而在犯罪後將自己的行為推給「莫須有」的精神疾病，這樣的行為也確確實實地加劇了社會大眾對於精神病人的汙名與反感。

我希望未來無論透過體制上的修訂，或是專業上的評量，可以對於精神疾病導致的犯罪事件，有更好的防治，不應該讓精神疾病被拿來當作有心人士操弄的工具。

沒有人的生命應該被白白犧牲，也沒有人有權利奪走別人的生命。但社會上也確實存在著一群弱勢族群，他們因為疾病而找不到工作，被社會排除在外。

我常常想，那些精神科病人出院後的世界會是怎樣？當他失控時，別人對於他們的指指點點或是異樣眼光，往往是造成他們回到社會上的最大阻礙。

每個人的心中，或多或少都可能有些未被診斷的精神議題，大家應該正視自己的心理健康，因為它不像抽血報告，也不是電腦斷層可以看出來的。唯有自己用心觀察，以及把時間留給自己，給自己喘息的空間，才是精神上的良藥。

# 李靜怡 Ariel Lee

作者簡介

# 誤闖叢林就出不來的護理人

三寶媽護理師

**學歷這件事**

一九九五年 北一女中畢業
一九九九年 臺大護理系學士畢業
二〇一一年 臺大護研所精神衛生組碩士畢業

**資歷這件事**

一九九九~二〇〇二年 臺大精神科病房護理師
二〇〇三~二〇〇四年 臺大護理系助教
二〇〇四~二〇一五年 臺大精神科護理師
二〇一五年~迄今 臺大安寧緩和護理師

**值得嘴的事**

一九九四年 參加國慶晚會表演的儀隊成員中，唯一和劉德華合影者；
二〇一〇年 考取精神衛生護理師證書；
二〇一一年 獲選臺大醫學院護理部之優良畢業論文；
二〇一二年 參加 WHO-HPH & HS 海報發表；
二〇一三年 考取精神衛生臨床護理專家證書，取得教育部部定講師證；
二〇一四年 完成 N 4 護理進階；
二〇一五年 論文刊登 The Journal of Nursing Research（SCI）雜誌；
二〇一六年 取得進階護理師證書、參與翻譯美國 Elsevier「精神衛生護理實務指引」；
二〇一七年 當選優良護理人員。

**給讀者的話**

愛要及時。

# 05

# Frontline with no name
# 急診日常筆記

急診護理師 **吳思葦**

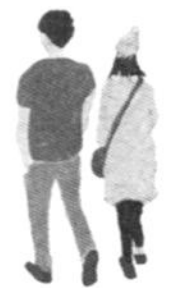

急診的特質是——不囉嗦、講重點，在這裡學到最重要的事情，就是建立優先順序（prioritize）的能力。在有限的時間、空間與人力下，選擇最重要、最緊急的事件先處理，選擇把有限的資源投注在可以發揮最大的效益……。

我不相信，一個十五歲的孩子就能堅定地以護理為志，但因為聽媽媽的話：「把護理當學一技之長，以後至少找得到工作！」倒是很有可能。

七年的護理養成教育，說短不短，踏踏實實地學習，說長卻也轉瞬即逝，工作職涯沒想太多，學護理就做護理吧！

**跳脫舒適圈，進入急診叢林**

畢業後第一個踏入的職場，就是醫學中心的腸胃外科，護理界的菜鳥總是緊張，連一開始基本的測量生命徵象，都需要反覆練習，才敢面對病人，下班後整理的記錄，整理到自己都不知道是白班還是夜班，但四年的日子磨練得紮實。

「但我真的都會了嗎？」我反覆地問自己。隨著年資逐漸增長，每日常規倒背如流，做事越漸順手，護理工作也越趨平淡，能夠思考的事情變少了，能夠學習的東西也越來越少。

曾在病房發現病人術後抽搐，又或是一些緊急狀況，病人好像快要昏厥過去，我到底該怎麼處理？我不會，好像也沒有什麼概念，大概只能拿出以前曾學過的GCS（Glasgow Coma Scale）和MP（muscle power）先評估病人，然後下一步呢？甚至還誇張地想到，電視上所演的拿一塊布給病人先咬著？

如此因為知識不足，而無法應付緊急的場景，令我想要跳脫舒適圈，再給自己一個挑戰的念頭，敦促著我送出請調的申請，於是透過急重症訓練，轉調進了急診，但沒想到這卻是另外一個世界的開始。

## 急診室老新人，每天開啟戰鬥模式

誤入急診的我，猶如誤入叢林的白兔，讓我從能幫助別人的學姐，變成需要被別人幫忙的老新人。

最明顯的差異在於「速度」，無論是做事、說話、思考，還有吃飯的速度，一切都是快一點、快一點。對於已經長久以來習慣病房步調的我，在每天踏出急診休息室的門前，就得先把自己調整到「戰鬥模式」，將腎上腺素提升到最高，因為事情多又急，不得已也得讓自己快起來，跟上急診的急驚風。

但你覺得速度快，就可以來急診上班了嗎？大錯特錯！就因為這裡事情很多，除了動作要快，同時還要具備細心，否則事情一多，真的很容易做錯事，到時候會演變成寫不完的異常報告。

除此之外，急診疾病診斷百百種，一週內所遇到的疾病診斷，就遠比病房護理師一輩子會遇到的疾病診斷來得多。而且每個疾病的處理流程也都不一樣，只能逼迫自己開

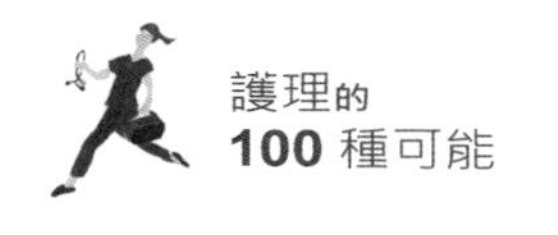


啟高速學習模式，不斷地學習、不停地問，才能避免發生錯誤。

## 練習心平氣和，避免情緒擦槍走火

因為待過病房，所以深深體悟到急診與病房的天壤之別。除了剛剛講的速度之外，最讓我印象深刻的是環境上的不同。

工作醫院的急診，因民眾對醫療分級的理解較少，導致太多病人因大醫院迷思，總是一點風吹草動就會覺得要送大醫院急診才可以，導致急診常常爆量，我們的守備範圍常常會以急診為中心，延伸到周邊區塊，包括醫院大廳、出納櫃檯，甚至郵局周邊，只要在醫院一樓的走廊都可能看到急診病人的身影。

推床跟推床之間，大概只能容納一張椅子的大小，大部分的推床沒有圍簾，只能跟隔壁病友大眼瞪小眼。我最無法適應的是，有些長期臥床的病人，需要使用尿布來解決大小便問題，但躺在一個人來人往的走廊邊，根本無法顧及別人的眼光，儘管不願意也得放下自尊，然後趕快換一換草草結束。

你會說，護理師怎麼不推屏風來遮擋呢？問題是屏風的數量有限，再加上屏風位置在千里之外，就算我推得了一次，那下次呢？下下次呢？還記得某一次必須協助病人塞「促進排便」的藥物，但完全借不到屏風，家屬情急也希望能夠儘快解決這個問題，那一次只能請家屬協助用棉被搭起一個小帳棚，然後摸黑，而且克難地執行了這個給藥過程。

在急診與病人和家屬的關係，也跟病房很不一樣，在病房大家總是好來好去，常常在病人出院後，還會總是時不時收到小禮物跟卡片。

但這裡彼此關係相當奇妙，護病關係常常會因為一點點的擦槍走火而顯得緊張，大多在急診的病患或家屬，都會覺得自己的問題最嚴重、最緊急，需要優先處理。

所以我們一天到晚都會面對焦急的臉孔，並帶有攻擊的口氣詢問：「為什麼還沒看到我？為什麼還沒打針？為什麼還沒打藥？會量血壓嗎？醫師什麼時候來？現在留在這裡幹嘛？抗生素幾點打？檢查什麼時候做？可以吃東西嗎？病患在哪我找不到？哪裡有便利商店？」像這樣幾百萬個為什麼，天天上演，而我們都要練習用心平氣和的語氣，重複回答著跳針式的問題。

## 急診日常，失序的催促

曾有一次，某位病人因為大量腸胃道出血而失去意識，大家以迅雷不及掩耳的速度開始CPR。

正當大家各司其職地拯救這個垂危生命時，此時有家屬走來告知：「我爸爸的點滴沒了！」我好心請他理解目前分身乏術，但會儘快去協助他時，卻引來極度不滿，還冷嘲熱諷地說：「叫你換個點滴，也不願意換？」對，用「叫」這個字。

諸如這樣不願意同理其他病人的病況，仍堅持失序地不斷催促的故事，就是急診日常。

有人會說，為什麼急診護理師要這麼兇、這麼冷漠？如果你在上班八個小時中，省下連喝一口水也捨不得喝的時間，處理這些攸關生命的大事，卻又同時被攻擊的口氣質疑，甚至毫無理由地謾罵，難道不會對人性感到失望？或是覺得心累？把拯救生命放在自己需求前的這些人，被這樣對待，可以累了吧？

「急診」設立的目的，字面上的意思，相信大家都懂，就是用來處理緊急情況，舉凡車禍、爆炸、墜樓，或是天災等等的傷患，所以會有所謂的檢傷分級制度。

有些可以去門診處理的慢性問題，因為病人不願意花時間等待掛號、叫號、看診、領藥，認為快速通關的辦法就是——急診。

這些不應該來急診的「假急診病人」，卻讓真的需要急診的人受到延誤，也增加無謂的醫療支出與時間。其實急診的醫療是很昂貴的，但在臺灣因為健保讓民眾對這個部分無感，以為急診也是一種醫療選擇。

## 教育分流，建立優先順序

這些失序都是第一線人員每日要直接面對的壓力。

每次看到這些各種的濫用，讓我不禁為臺灣嘆息，原是美意的健保制度，卻如此被踐踏、浪費，難道不能把珍貴的醫療資源分配給真正需要的人嗎？

身處在急診第一線的我，看到的是願意提供搶救生命與醫療照護的醫護方，但卻不斷被海量湧入的人潮累積的疲倦給淹沒；也看到對於自己病痛無助的患者，帶著希望被療癒的期待就診，卻往往只因與醫護的匆匆一瞥，對自己的狀況茫然，而無法被滿足的失落感。

從個人角度出發，每個人的行為或許都有其合理解釋，但為何最終卻導致雙輸的結果呢？我認為這樣的局面必須被改變，但要求每個人改變何其困難？也許該落實的是，藉由制度變革達到「教育」與「分流」，並且透過國家的公權力捍衛，並保障這樣制度的落實。

對於沒有就醫需求，甚至是濫用醫療資源的人，醫療提供者有權力拒絕並被保障「不淪受暴力」；對於民眾，我們應該教育醫療分級的知識，並且透過制度設計，讓即使對醫療分級沒有概念的病人，也能自動分流到妥善的位置。

在急診，我學到最重要的事情，就是建立優先順序（prioritize）的能力，在有限的時間、空間與人力下，選擇最重要、最緊急的事件先處理，選擇把有限的資源投注在可以發揮最大的效益。

急診的特質是——不囉嗦、講重點，有些雞毛蒜皮的小事，我們根本一點都不在意，因為下一秒可能就有突發的緊急狀況，需要團隊放下各自手邊工作，一同來完成。

而急診最誘人的地方，就是希望能夠「準時下班」！因為事情源源不絕，永遠沒有做完的一天，所以下一班必須毫無懸念地協助完成後續流程，當病患發生狀況時，總是會有很多雙手協助，可以在一個瞬間，將事情處理完畢，不用擔心病人急救時，會找不到幫手。

只需要大喊「CPR」，或是直接把急救鈴扯掉，就會有人來幫忙，就像電影《醫龍》演得那樣，一個人在床上替病人進行CPR，旁邊一群人推著床衝去急救區，參雜著幫你開道的同事，還有本來吵到不行，此時卻鴉雀無聲的家屬。十萬火急的急診室，你從來都不是一個人。

### 團結抗疫，生理與心理的雙重挑戰

當緊急指揮中心（emergency operations center, EOC）通報OHCA（院外心跳停止Out-of-hospital cardiac arrest）時，全急診的醫護會隨時準備就緒，就連吃飯吃到一半的人，吞下口中正在咀嚼的那一口飯後，隨即戴起口罩，又前往急救區戰場努力。

在這個地方，最厲害最可貴的就是「團結」了，大家目標只有一個，就是與死神跟時間拔河，努力救活病人。然而，在急診也不是每條生命都能那麼幸運被搶救回來，總是會有幾個例外，生命總是在意外中稍縱即逝，家屬大聲哭喊，但回應的只剩親人冰冷的遺體，我們要快速地協助不知所措的家屬完成流程，渲染的難過很難不被影響，卻要趕緊將自己的情緒收拾妥善，因為下個病患可能隨時又會被推進來，我們必須上緊發條，再為下個關鍵時刻努力。

除了這些急診大小日常外，過去這一年的新冠疫情帶來不少新的挑戰，急診又是另一番場景。

臺灣能在新冠肺炎疫情中暫時地倖免於難，除了超前部署的應變、各層級單位和民眾的配合之外，勢必還有平常訓練有素的醫療人員在保護著大家。

急診是疫情戰爭一線中的一線，深知這些訓練有素，來自於反覆的操練、檢討，還有對未知的勇氣與對工作的責任感。我們練習穿脫隔離衣、防護裝備，隨時更新國際上對病毒的認識，而調整的防護層級，排練大通報、小通報、分流動線，一個一個SOP被條列規範，而我們背誦著。

然後這一切的練習，在第一次疑似個案到來時，心中的警報隨即大作，嚴陣以待，我們依著流程穿上隔離衣、戴上防護面罩，照著背誦的 SOP 按部就班，按照路線，帶路分流。

一旦發現小缺失時，例如各種疾病影像檢查，如何和一般民眾分流，又不致影響全體進度、消毒作業流程，疑似個案的吃喝拉撒睡，這些最基本的民生需求（喝哪裡的水？廁所怎麼上？），因為自己不自覺加快的呼吸而使迷霧蒸騰，看不見採檢對象的面罩，以及可能含有真正病毒的檢體如何包裝、傳送？每個細節都需要做好因應措施。

檢討再檢討、小心再小心，希望規避掉所有風險，但挑戰仍然層出不窮，口罩、防水衣不足了，手套開始管制了，檢疫帳篷不耐雨，在溽暑中炙熱鐵皮屋的分流等待下，密不透風防水隔離衣裡面如同潛水而被汗水浸濕的我們，很多物質性、生理上的挑戰加諸而來，但心理上的壓力更為巨大，自我的忐忑不安，甚至開始自主隔離，直到確定上一次接觸的個案，確定採檢陰性，才開始恢復與親友們的正常交際，得以同桌吃飯……。

對一線人員來說，這一次的新冠疫情不只是巨量增加的工作負擔、心理壓力，更重要的是對自己生活的影響，因為擔心自己感染而配合改變作息與親友互動，都是在二〇二〇年初的我所無法想像的事！

我們的第一場戰役或許不盡完美，但帶著努力換來的好運，我們暫時守下來了，對這樣的成果，我感到喝采，但也沒辦法真正放下心來。

若你問：「在這樣的環境下，為何還是留在急診？」我想原因很簡單，臨床護理沒有輕鬆的位置，急診護理師雖然平常忙碌，而無法從容地講話，因而感覺有點冷漠，但我們也是人，也有喜怒哀樂，會因為與死神搶贏病人而感到開心，會因為不被家屬理解而難過低落，會因為病患的離世、家屬的悲痛而感到心痛，也會因為一句謝謝，即使今日忙到八小時沒吃飯喝水，就會感到被重視的價值。

訓練過程中，就像打怪一樣要提升經驗值，我們努力增加知識、訓練心智、反覆練習，就為了在那關鍵的時刻，爭取多個幾秒鐘來搶回一個生命，因為我們知道，那會改變他長長的一生和他的整個家庭。

我們要的不多，簡單的一句謝謝和基本尊重，對還在最前線的我們，就是最大的支持了。於此，奮力燃起心中僅存的火苗，相信會因為民眾的瞭解，而持續燃燒下去。

## 吳思葦 作者簡介

#逆來順受人生獲得許多小確幸 #急診假仙女真宅女
#嚕嚕米愛好者 #保養狂熱者 #茉莉花茶魔人

急診護理師
喜歡大樹，喜歡花草，喜歡天空，偶爾憂鬱，盡量溫柔

### 學歷這件事

長庚科技大學護理系畢業
亞東科技大學護理系畢業

### 資歷這件事

新光吳火獅紀念醫院外科及骨科部門診兼職護理師
國立臺灣大學附設醫院腸胃外科病房護理師
國立臺灣大學附設醫院急診部護理師

### 值得嘴的事

不喜歡運動，但跑過兩百公尺第一名；
不喜歡活動，但參加過排球隊跟拉拉隊；
不喜歡拍照，但被邀請過三次參加拍攝 MV 女主角的機會；
不喜歡被打針跟打針，但當了護理師；
喜歡捏黏土，捏到開啟第一個手工黏土識別證賣場；
一個月內拿過十五張感謝函；
工作五年內獲得一百張病患及家屬給的神秘小卡片；
獲得實習生們贈與「最愛護理師獎牌」一面。

### 給讀者的話

「善良不是蠢也不是傻，是一種信仰，是一種選擇，是一種生活的態度，是明知道自己會受傷卻還願意始終溫柔地對待這個世界，是儘管對這個世界失望也願意一如既往的溫柔。」——不朽
與讀者共勉，願所有人都能保持那份善良，延伸對世界的溫柔。

# 06

# Being a brave fighter not a good boy

男護理師 **郭豐慈**

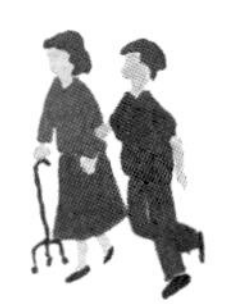

身為萬紅叢中一點綠的我們，也沒有想像中的弱勢。相反地，在某些事情上具有相對優勢，就是一種身兼「保全大哥」的概念，在情緒失控的現場，比較有機會擋住無預期落下的拳頭，或是壓制自願或非自願失控的狀況……。

我很清楚我沒有顯赫的職稱，也沒有十年以上的護理經驗，只因為生理性別而稍感特別。

在幾乎以女性為主的護理市場中，男護理師非常稀少，但珍不珍貴不好說……。

## 男性護理師，身兼保全大哥

根據全聯會官方統計數據，二〇一九年臺灣男性護理師僅佔全護理人口的百分之二．九，比例最高的竟然是連江縣，竟有「高達」百分之十五．七，令人感佩那些留在離島服務的學長們。

你可能同樣好奇，國外男護理師也這麼少嗎？根據美國資料顯示男護理師佔百分之十二，相較於一九七〇年的統計數據已經大幅增加約百分之十，所以還在考慮要不要就讀護理系的男孩們，可以保守推估一下，臺灣本島可能要到二〇五〇年以後，男護理師才可能突破百分之十的大關。

身為萬紅叢中一點綠的我們，也沒有想像中的弱勢，相反地，在某些事情上具有相對優勢，就是一種身兼「保全大哥」的概念，所以大家喜歡讓男護理師到急診、精神科、開刀房這樣的單位。

這些地方往往可能出現失控的家屬或病人，每當發生抓狂事件，女性護理師確實容易受到攻擊，不是說男性就不會被打，只是說我們可以打回去（不是），是比較有機會擋住無預期落下的拳頭，或是壓制自願或非自願失控的狀況。

經過大學實習經驗，瞭解某些單位或許在臺灣這樣比較傳統、保守的風俗民情下，男護理師若前去應徵可能收到婉拒的機率很高，像是產科、兒科、婦科等等。但矛盾的是，那些科別的權威醫師多為男性，人就是這麼有趣的生物，總是會有自己看不見的盲點，或是無法泯除、根深柢固的刻板印象。

從護理系畢業後的我，很幸運地抽籤抽到外島服役，當醫務兵近一年，開過國之北疆的救護車，非常威風（至少當時年紀還小的我這麼覺得），也和同車的夥伴有一段很棒的回憶。

退伍後，選擇到北部某醫學中心擔任急診室護理師，那個年代，日劇《醫龍》和《Code Blue》讓我感受到急診的熱情、成就感，以及自我實現。急性處置非常重要，尤其在發生意外時，時間跟生命同時在流逝，得救與否、復原好壞，有時候和病人是否有及時接受到適當的醫療處置，可說相當密切。

## 空間制度，打轉在性別誤區

初踏入醫院的我，對於護理部長久以來許多制度和空間規劃，都是為女性護理師所設計頗有微詞，例如：大多數單位護理人員的更衣室只有一間，而身為男性的我們，在新生訓練環境介紹時，就會被告知要到醫師值班室換衣服。

當然這可不保證會有什麼人進出，因為一般認為男生可能不像女生在意自己的胴體被看見（但其實我在意啊！）。如果真的沒有空間，廁所就是我們的更衣室。

總之，這些性別議題永遠會在身邊打轉，不要以為大人世界就沒有中二生的低級玩笑，我真的很慶幸自己長得非常 Man，想要娘一點還會讓同事不舒服。工作時，常被開玩笑說：「有 G G 就沒關係！」這句話的情境通常發生在交班、請教問題，或者是犯錯時，我承認有時候可能會因為是少數「異性」，而獲得較多的寬容。

然而個體性的差別相當大，不論是性格、態度、社交能力等，也許有人做過類似研究發現工作場合裡，異性的存在與提升工作表現相關。但總而言之，對於這個世代護理教育下而生的眾多護理人員而言（包含所謂的學長姐、學弟妹制，或是頗有學徒制味道的傳統護理養成習慣），我的確有感受到，而且是這方面的「既得利益者」。

比方說，在執行某項護理技術前，準備相關醫療物品時，可能會不小心遺漏了什麼，我只是被提醒或是稍微叨念一下，若換做其他女同事可能已經挨罵了，或是遭受言語霸凌。

## 數量最多，聲音最小的弱勢族群？

但某些時刻的我，絕對拒絕噤聲！在護理職場待久了，發現一如前輩所言：「護理人是數量最多，但聲音最小的弱勢族群。」如果不是真的進入職場，真的很難理解這到底又是什麼奇怪的矛盾現象。

當然，不論是自我感覺良好或往臉上貼金，自以為非我不可地把責任扛上，抑或是理想主義、正義魔人，甚至是接近反社會程度的潔癖？

在性別上的優勢，勢必也可能伴隨而來一定程度的角色責任，就像每個人都被期許對於社會有所貢獻，這樣角色責任也許不一定跟性別直接相關，但我必須說，會因為性別有很大的優勢，如同穿上制服的專業人員，在「形象」上必然有著一定程度與「權力」的連結。

我說的不是體力之類的生理優勢，畢竟團隊合作與分工，本來就是專業的重要一環，這裡指的是「挑戰與質疑」。

身為一名男性護理師，大家都心知肚明，性別平等議題仍有許多改善空間，而我卻希望利用性別優勢在護理界成為一個發聲者，可能對某些人來說，他們傾向把我貼上「抗爭者」的標籤。

我並不在意別人怎麼說、怎麼貼，只在意基層護理人員有誰來捍衛他們的權利？只因為我也是其中一份子，也在體制下深受其害。我的想法很簡單，不好的事情，沒有必要忍氣吞聲，你的委屈不會得到求全，而要透過行動將不合理反應出來，讓行政者做出本來就應該做的事情。

## 拒絕情緒勒索，盼護理專業被重視

在照顧病人和工作上的要求（護理評核等），我會把容忍的底線往後拉，因為可以理解是為了促進病人安全，或是改善護理品質才有這樣的規定，前提是必須有適當證據等級的文獻佐證（evidence base）所制訂出來的護理標準或評核。

但如果是攸關護理人員的勞動權利，舉凡請假、年休、績效、進階制度、進修規定等不合理要求，常常就是讓我爆氣的雷點。

不論是基於什麼樣的目的，或藉由情緒勒索冠上「缺乏職業道德」之名，繼續行壓榨護理師之實，如果越過了法律的那條線（至少是道德低標），那我一定毫不考慮地站出來捍衛自身或同事的權利，至少能夠保護自己。

常聽人說：「你們（護理師）罷工，病人怎麼辦？這樣很不道德，為了自己的權利，卻犧牲病人的就醫權利！」如果看過《護理的100種可能：白色巨塔外的風和日麗》這本書，就知道優秀護理人員選擇出走，到其他國家貢獻自己的才能，只因為專業受到尊重，唯有健康的職業環境，才有健康的醫療服務。

記得「基本護理學」是大學實習的第一站，老師說了相當震撼人心的一句話：「你們會在乎慢慢地殺死一個人嗎？」指出必須要仔細地執行每一步無菌技術，而且不可馬虎，不要因為害怕被罵就不敢承認犯錯。

但我們的體制呢？已經有多少人犧牲，而我們卻只是把責任推給大環境？在我所工作的醫院，每年都會召開兩次護理人員座談會，美其名是「基層」與「高層」的雙向溝通，前半場一派和氣，後半場進入「護理人員提案」時，肅殺氣氛立刻籠罩全場。

行政者總以「你是哪個單位，為什麼別的單位都沒有這個問題，只有你們有？」來回應問題。一位工作十幾年的學姐在選擇離職之前，語重心長地感嘆：「不希望每一次的提案都是這樣草草結束，這些不是不存在的問題，而是很多人選擇充耳不聞，假裝大家都沒有意見罷了。」

## 護理自覺，捍衛價值信念

大家可能聽過筷子的寓言故事，所以我與夥伴們決定當一束團結的筷子，組成醫院企業「工會」。

工會的目標，放在保障工作者權益，進而增進醫療人員福利，身為護理師盡了應盡

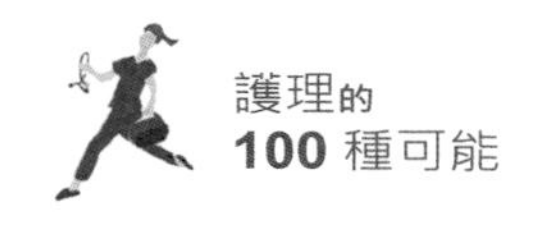


的義務與責任，以及應得的相對福利條件，透過組織力量進行意見整合、會議、協商和調解，希望藉此打破護理管理者所築起的高牆。

我們希望有一天醫療照顧者都是身心健康，病人也能夠得到優質的照顧，社會變得更正向肯定護理專業，但前提是這些都不應該犧牲或漠視護理權益，讓護理師將自己的熱情燃燒殆盡後，頭也不回地永遠離開護理界。

現在，覺醒的時候到了！我衷心希望這個世代擁有「護理自覺」，瞭解並重視護理的價值，並且也願意捍衛這樣的價值。

也許我正在經歷「血氣方剛，戒之在鬥」的人生階段，但也希望能夠分享給不論是人生的前輩、後輩，以及同輩夥伴們，護理自覺的過程也許相當艱辛，充滿著荊棘與質疑聲浪，但我們的心志與腳步必須堅定。

我相信，社會上有許多無懼且懷抱夢想的年輕人，未來護理世界會因為這份努力而更加健康。

## 作者簡介

# 郭豐慈 Kuo Feng-Tze

# 心臟を捧げよ #สู้ๆ # 투쟁 # Libertad # Solidarisch # In_Solidarity
# 臺大醫院企業工會 # 聊天室貓奴喊 7 起來 # 水蜜桃成癮者

不務正業的前急診護理師

**學歷**這件事

二〇〇八年　臺北市立成功高級中學畢業
二〇一二年　臺灣大學護理學系畢業

**資歷**這件事

二〇一二年　國軍醫務兵兼駕駛 @ 國之北疆
二〇一四年　臺大醫院急診護理師
二〇一八年　臺大醫院企業工會理事長
二〇一九年　臺灣大學護理研究所菸酒生、工會顧問
二〇二〇年　好想出國、願世界和平

值得**嘴**的事

雙 EMT-1；
ACLS、ANLS、TNTP、NRP（上列證照當學生後已全數過期）；
醫療暴力上法院刑事、民事訴訟全勝（其實很心酸）。

給**讀者**的話

我們等待數不盡的黎明，如同旋轉木馬般的人生。
願所有人都能舉起人民的法槌，讓對世界延伸的溫柔，不只是浪漫的善良，
也是務實的正直。

# 07

# 擁有雷陣雨後，七彩繽紛的天空

產科護理師 **楊雅筑**

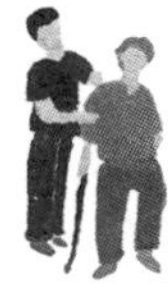

「寶寶們都是坐著同一艘船來的！」不知道為什麼同時待產的媽媽，通常產程都會有連動效應。曾經遇過五間產檯同時開張，讓總醫師忙著借床，同事在忙碌中仍苦中作樂地嚷嚷：「這艘大船一定是艘郵輪來著！」

產婦經歷生產的不適，看到新生兒第一眼，那破涕為笑、喜極而泣的畫面，讓臨床工作近十年的我，每次感受當下的瞬間，眼眶也會濕濕的……。

大部分的時間，心情是快樂愉悅的，可以陪著產婦內心，一起激動、一起澎湃，這是產科的特色！

## 小小產房，看盡人間劇場

不過，產科的部分性質，跟急診或外科很相似，病人來去匆匆，需要非常快速的臨場反應及專業判斷，遲了一秒的決定，可能影響一個生命，甚至影響一個家庭，產房是個「說風是風，說雨是雨」的單位。

在產房工作，可以看見每對夫妻之間不同的相處模式，彼此的陪伴，讓處在陣痛難耐的產婦知道，當下自己不是孤軍奮戰，而是擁有神隊友的助攻，一切都將否極泰來。反之，當然也有覺得生產這件事，男人幫不上忙，坐在待產室外面吃便當、滑手機的先生，也有用手撥開產房護理師的協助，甚至想用拳頭處理事情的先生，小小的產房內外，令我看盡人間劇場。

產房是我的第一個工作單位，當時正值天天是吉時的龍年，華人社會對於龍子、龍女的幸寵，讓身為產房新人的我來說，真的是一個震撼教育，誤以為臺灣生育率下滑是

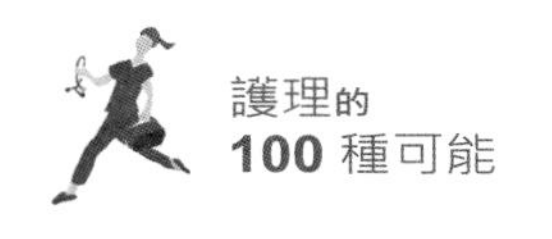


假新聞，每天滿檯的剖腹產是基本，一個班內剖腹加自然產生十到二十個嬰兒更是家常便飯。

學姐們常開玩笑說：「寶寶們都是坐著同一艘船來的！」不知道為什麼同時待產的媽媽，通常產程都會有連動效應，曾經遇過五間產檯同時開張，忙到產房恢復室、產後病房沒位置，總醫師忙著借床，同事在忙碌中仍苦中作樂地嚷嚷：「這艘大船一定是艘郵輪來著！」

在產房最常聽到的問題就是：「我的老婆／女兒／媳婦／外孫女／女友什麼時候會生？」如果可以掐指一算就知道時辰，一定會擺攤免費幫大家算一下。但影響產程的因素不勝枚舉，舉凡子宮收縮頻率、收縮力道、產婦身高、骨盆大小、胎兒大小，就連胎兒躺的方式，仰躺或側躺等，都會影響整個產程的進展。

## 家庭總動員，上演本土劇

臨床工作面對病人及家屬，偶爾會有本土劇的情節出現。

如果你長得天生娃娃臉，或是那股青澀氣息連口罩都掩蓋不了，被病人或家屬在第一次接觸時質疑能力是常有的事。

因此，建議學弟妹們，對於這些有意無意的言詞，不需往心裡去，畢竟大家對於產科護理師的刻板印象，難免被電視上的戲劇效果所影響。

最常聽到的輕蔑，甚至於就快壓到言語騷擾警戒線的言論，無非是——

「現在待產都是年輕的美眉在照顧唷？」

「小姐，說這麼多！妳有生過嗎？」（不耐煩的語氣）

「請問妳有生過嗎？妳沒生過，怎麼保證我女兒生得出來？」

若你冷靜思考並看穿每句話背後真實的問題，其實都是「我很擔心小孩，希望順利出生，護理師妳們有把握嗎？」所以我都會說：「拔拔／麻麻／阿公／阿嬤，你先陪她（產婦），我們都有一直監測產程變化喔！一有動靜，一定會讓你知道，不過寶寶現在還不想出來，再等他／她一下下唷！」

雖然理智上能理解每位出於關心的家屬，不捨得自己的寶貝女兒或太太陣痛太久，希望最親的家人得到最棒又最好的照護，但臨床第一線的護理師，面對目前的社會風氣和情況，勢必需要理智及堅定的信念，穩定家屬的情緒，維持產婦順產的信念，繼續陪伴她一起經歷當媽媽的過程，並順利成功地將寶寶生出。

## 卸下警戒，提升護病信任

老實說，產房也有另一個族群——安胎的孕婦，我們對於寶寶能否如期出生，就沒有這麼有把握了。她們多是因為安胎、不孕，或是容易流產的體質而接受治療，從費盡心力地準備懷孕，千辛萬苦成功懷孕後，就得開始擔心是否有早產的可能，而必須展開臥床安胎的長期抗戰。

安胎是非常辛苦的過程，試想如果二十四小時都待在床上，包括簡單的睡覺休息、吃飯、洗澡，甚至是大小便，都只能在床上解決，很多時候都需要別人的協助，才能維持正常的生活。

因為永遠不知道在什麼時刻，孩子會想提早報到，準媽媽們多處在時時緊繃的警戒下，此時產房護理師需要以專業又細心的照護，和安胎的準媽媽們培養彼此的默契，卸下最外層的防護罩，提升護病之間的信任，才是促成完善醫療照護的不變定律。

我們不時鼓勵準媽媽放鬆心情，感受腹中的孩子，即使隔個肚皮的腳踢或是轉身，都會感受到他／她的小小生命力正在逐漸茁壯中。

懷孕後期，因為胎兒長大、肚子空間變小，安胎的媽媽不易入眠，要在生理不適之間與胎兒週數大小之間拉扯，是否因為自己的不適而放棄安胎，生理和心理之間的矛盾，最讓媽媽難以抉擇。

## 安胎圓夢，最熟悉的陌生人

還有多半是照顧者的先生，先生早起上班，下班後回來顧安胎的老婆。時間一久，精神疲憊，安胎期間夫妻鬧不和也是常有的事，產房護理師需要感受安胎媽媽及家屬當下最需要的幫助，伸出援手，給予鼓勵，協助排除兩方的精神壓力，讓他們知道自己並不是孤單奮鬥。

因此，經過時間的薰陶、默契養成，安胎畢業的產婦會稱我們（產房護理師）是「最熟悉的陌生人」。

若能順利度過安胎期間，辛苦畢業後的偉大媽媽們，帶著從小胚胎開始就陪我們上大小夜班，到長成新生兒後的寶寶回來，陪我們一起過年過節，都是最開心的事，因為他們成長的部分過程，我們也沒有缺席，也是屬於產科的孩子。

印象最深刻的一次安胎照護經驗，是照顧一位懷著五個多月卻破水的雙胞胎產婦，因為已經安胎住院一段時日，彼此之間有一定的信任感，一直都很配合。但某天卻提出了一個要求，說她想下床請假幾個小時。

當下聽到這樣的請求，相當好奇是什麼原因讓她非冒此風險不可，她才娓娓道來因為罹患癌症末期的父親，病況似乎惡化，或許不久於人世。

我知道這是關於這位媽媽一輩子的大事，也希望她能見到父親，訴說來不及道出的愛，讓父親知道，未出生的孫子／孫女也很愛他，讓他帶著家人滿滿的關愛，心裡沒有罣礙和懸念地離開這個病痛的軀體。

但產科的護理專業告訴我，必須將一切風險降到最小，幸好她父親也在同一間醫院，於是我們想辦法克服樓層跟棟距之間的差異，讓他們得以團聚。

等到我們詳細思考規劃過後，鼓起勇氣向主治醫師提出病人的心願，很開心主治醫師也肯定這樣的行動，我們就開始如計劃分工完成這個壯舉，最後既達成心願，病人也平安歸隊，繼續安胎旅程。

一整天忙碌下來，下班打卡時學妹突然跟我說：「學姐，我覺得今天心裡暖暖的！感覺做了一件很有意義的事！」自己也有相同的感受，謝謝即使帶著忐忑不安的心，還是堅持要替她完成心願的自己，也謝謝學妹的回饋，讓我知道在職場上，有著願意跟我一起做「正」事的好夥伴。（事後得知，這位安胎媽媽的父親兩天後，就離開了這個世界。R.I.P.）

## 胎兒引產，粉碎的心痛

臨床工作久了，發現生命是如此渺小且脆弱。

產房也有不那麼生氣蓬勃的另一面：胎兒引產。有些引產因為染色體異常，有部分引產是不論其週數，突如其來的胎死腹中（Intrauterine Fetal Death, IUFD），而必須終止妊娠。

曾有一位接近足月的安胎媽媽，因為疾病史住院治療，從院內其他病房轉入準備待產，在接病人要確認胎心音（嬰兒的心跳聲）時，就檢測不到了；也曾經遇過接近足月的二寶媽，主訴晚上胎動減少，來診檢查發現胎兒已經沒有心跳，醫生向二寶媽解釋後入院引產，過程中二寶媽不停地焦急說著：「我感覺他還在踢，可以趕快救他嗎？」、「他剛才還在動，你們可以趕快救他嗎？」

終止妊娠的過程，與一般產程相似，一樣手術過程、一樣的器械，但不一樣的是抱出來的嬰兒沒有哭聲，只會聽到父母的啜泣聲。

這樣的痛是希望粉碎的刺痛，像一根根碎玻璃扎入內心。引產的辛苦，更是讓準父母難以接受，在經歷巨變後，協助哀傷輔導與陪伴引產的準父母，也是產房護理師較為不為人知的職責和角色。

## 生死一瞬，體會最純真樸實的感動

身為產房護理師，在同時兼顧醫師的用心、家屬的關心、胎兒的生理與孕婦的身心

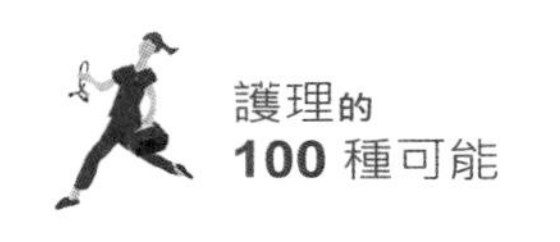


靈之外，還要持續在護理臨床走下去，仍需要對產科最初的那份熱血。

這份工作更能體認到及時行樂和活在當下的重要。不時突如其來的生死一瞬間，安胎或待產的突然大出血，突然的臍帶脫垂、突然的胎心音筆直地往下減速、產後大出血……，如何在緊急時刻，擁有良好的默契，需要經年累月的經驗，才能在瞬息之間，做出恰當的反應，這是產科醫師跟產房護理師最無價的魅力。

產房的特性，雖然常有把產房護理師和住院醫師「逼到懸崖邊」的感覺，每當聽到新生兒哇哇大哭，看著產婦平安抱著新生兒，會有一切疲憊都值得的感受！

產房的性質，就像夏天午後又急又快的雷陣雨，常常令人措手不及，但大雨過後，雨過天晴，留下七彩繽紛的天空，彷彿什麼都不曾發生過的平靜。

永遠不會忘記，好久以前的某天小夜，八小時內不斷重複的 multi（媽替，即所謂的經產婦，已經有過第一胎的經驗）直入產檯生產，一直叩粉紅帽醫師上產檯，護理師之間互相逼問——誰吃鳳梨、誰吃芒果（因為閩南語諧音又「旺」又「忙」），但在新生兒順利娩出後，護理師之間如釋重負，相視而笑的喜悅，唯有親自走過，才能體會那份最純真、最樸實的感動。

想將這份最樸實的感動，獻給天下所有的父母親，以及所有為著臨床奮鬥的醫療人員們！

**作者簡介** 楊雅筑

產房護理師

**學歷**這件事

二〇一二年　臺北醫學大學護理學系畢業
二〇一九年　臺灣大學護理研究所畢業

**資歷**這件事

二〇一二年～迄今　臺大醫院產房護理師
二〇一七、二〇二〇年　優良護理人員
二〇二〇年　臺灣國際護理研討會海報發表

值得**嘴**的事

從少女變成母親，人生的重心移轉，產房團隊何其有幸，能參與其人生的轉捩點。

給**讀者**的話

臨床經驗是最無價的資產，細微的觀察及發現，可能會有蝴蝶效應的結果。

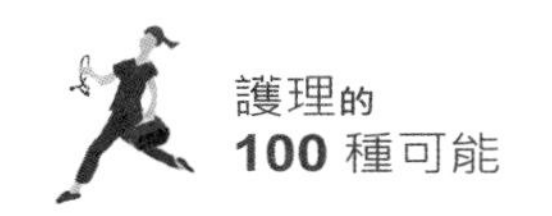


# 08

# 誰說選兒科，一定是因為喜歡小孩？

兒科護理師 **鍾亞璇**

打針對小孩而言，無疑是心中永遠的痛，常常人還沒走到病房，就已經聽到裡面傳來悽慘的哀號：「我不要打針！」唉，我也不願意啊！

孩子，這就是人生，很多事情不是你不要就可以不要，你只是比別人早點領悟這個真理而已……。

「誰說選兒科，一定喜歡小孩？」因為我就不是。

當初只是因為不會說閩南語，想選一個一定不會說閩南語的病人族群，誰知道他們甚至連國語都說不好呢！

## 獨排眾議，自行推坑兒科

「小孩很吵欸，一直哭，誰知道他在想什麼？」

「幫小孩打針很花時間，不像成人直接打就好了，妳沒有那個耐心啦！」

「現在小孩跟寶一樣，一堆家屬看著妳做治療，壓力很大，不要去兒科。」

「生育率一直下降，以後都沒有小孩了，去做長照啦，那才是未來趨勢。」

就這樣你一言我一語，身邊親友一直阻止我不要誤入這個坑。

但閩南語真的是我的罩門，再加上天真地以為兒科的過去病史一定很短、很簡單，我就是要走兒科，沒有人攔得住我。

其實回溯跟兒科的緣分，要從大學四年級說起，那時剛好有機會跟老師一起到兒科收案，老師的研究是針對第一型糖尿病小孩的家屬進行壓力問卷調查。但礙於量性研究，我們只能從問卷瞭解壓力指數的分數高低，但背後造成這些起伏的真正原因是什麼？在我幼小的護理心智中留下了問號。

也或許是這個問號，在潛意識中帶著我來到了兒科，為了幫自己解答，果然真相不是只有一個，也不是像分數那麼單純容易理解。

## 孩子的堅強，令人不捨

第一次看到小禎，因為她發生酮酸中毒被送來急診。

小禎父母回想起這半年並沒有特別改變，只覺得她食慾很好，卻似乎怎麼吃都不會胖。一開始並不覺得有異，想說可能是因為青春期正在發育，需要許多熱量的緣故，但這樣的現象持續了半年，體重始終不增反降。

再加上這次因為突然肚子劇痛，就先送來急診求治，怎麼知道卻發現是第一型糖尿病造成酮酸中毒的現象。進到病房後，她的病情已經穩定許多，十二歲的她已經大到可以理解自己生病，要學習如何照顧自己，但也還小到無法像成人一樣，可以接受慢性病就要跟著自己一輩子的事，畢竟人生會有好幾個十二年，而這才只是第一個而已。

對於這種年紀的孩子，處於想哭不能哭、想問不能問的年紀，照顧起來會覺得他們被期待要像個小大人，又要適時地當個孩子，有時候覺得他們的堅強看起來是那樣地令人不捨。

我一邊教著她跟媽媽學習居家照護技巧，他們聚精會神地看著我操作施打胰島素的步驟，一邊做著筆記，同時眼睛緊跟著我的手勢移動，課後的發問也相當踴躍，讓我教得十分有成就感。

在回護理站的路上，我本還沉浸在剛剛成功的教學課程當中，媽媽一聲「護理師」把我喚回了現實。

停下腳步，看著媽媽似乎欲言又止地想說些什麼，本以為她是因為剛剛什麼步驟漏掉想確認，怎麼知道才一開口的她，眼淚也跟著奪眶而出，讓我一下子毫無頭緒，回想剛剛有不小心說錯什麼話嗎？

## 安慰父母，學習當稱職大人

「都是我的錯，對不對？明明已經不對勁半年了，卻沒有發現她生病了，是不是如果早一點帶她來，就不會得這種病……。她才幾歲而已，小孩怎麼會得糖尿病？這樣的小孩很多嗎？我覺得我對不起她……。」

她拼拼湊湊地說著懺悔的話，我知道現在說的安慰，並無法減緩她的自責。但我知道，誰可以讓她瞭解這件事不是她的錯，小孩生病很常見的現象就是父母急著承擔責任，總是把錯攬在自己身上，讓自己心裡帶著虧欠，用彌補的心態來照顧孩子，然而這樣的關係並不健康。

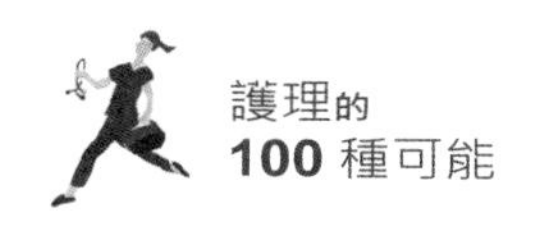


我只告訴她：「媽媽，我覺得妳已經做得很好了，至少現在我們都知道小禎到底是怎麼了，其實這裡很多小孩都有第一型糖尿病，在學習如何照顧自己後，他們也跟一般人一樣可以上學，擁有正常的人生，改天介紹幾位高手給妳認識！」

在認識了其他小病友和他們的父母之後，小禎的媽媽似乎獲得了滿滿的能量，也做好準備去接受這個新身分。

## 心慈手巧，用愛照料小病人

兒科與成人科別，其實有著許多的不同與相似。

先來說說相同之處，就是成人各科別的疾病，小孩也都有可能發生，但一般醫院並不會特別細分小兒神經科、小兒骨科、小兒泌尿科等，僅會有一個「兒科」統包。這樣是不是就可以想像，兒科病房住著各式各樣的小病人，他們的器官、血管和體型都特別的「迷你」，兒科護理師必須對於這些麻雀雖小、五臟俱全的小病人提供有別於成人的照顧，同時又須具備豐富的醫學知識。因為你必須要能掌握他們身上所有的器官功能，才能理解治療及藥物的作用反應。

如果要說所有的不同，可不是一個章節就可以描述得完，但我誠心建議選走兒科的護理師，至少不要排斥數學計算，由於兒科照顧的病人，幾乎正處在生長發育階段，個別性的體態落差範圍真的很大，尺寸可以說從XXS到XXL都有，而藥物劑量常常都跟體重有關，所以換算上要非常快速且精準，例如：A病人體重十公斤，要吃XXX藥物〇．二五顆；B病人五十公斤，就算也是吃同樣一款XXX藥，就要吃一顆。大多時候是由「體重」決定劑量，跟年齡沒有關係。

除了數學要好之外，再來是手要巧。因為打針對小孩而言，無疑是心中永遠的痛，常常人還沒走到病房，就已經聽到裡面傳來悽慘的哀號：「我不要打針！」唉，我也不願意啊！

「孩子啊，這就是人生，很多事情不是你不要就可以不要，你只是比別人早點領悟這個真理而已。」內心默默地感嘆。

因為小朋友的血管還沒有像大人一樣粗，沒辦法用摸的，但因為皮膚較薄，所以可以使用蛇燈（一種紅外線燈）照射去定位血管的位置，在漆黑的房間中，只看到被燈探照後紅紅的手臂內血管的位置，你必須在小孩失去耐心與理智前，快速地進行消毒，趕快下針。

但在沒有貼好導管的敷料以前，只要任何風吹草動，都有可能導致放置失敗，例如小孩手縮了一下、隊友心太軟鬆脫固定等。打靜脈針跟一般打疫苗不一樣，不是戳中就好，最痛的其實是要把軟針放進血管的過程，一定不能掉以輕心，直到所有都固定好、貼好時，警報才能真正的解除。

如果不幸血管戳破了，接下來少不了一陣哭喊，再加上會出現大片瘀青在小小手臂上，任誰看了都非常不捨，我都會很心疼地跟小病人說：「小寶貝，阿姨分你一條血管好嗎？不要哭哭了！」

## 單純美好，願你平安長大

雖然本文標題如此，但老實說，我認為大部分選兒科的人都還蠻喜歡跟小朋友互動。

或許是跟他們童言童語的時候，會暫時忘記自己已經是個大人，或者是他們的直言不諱常常搞得我們啼笑皆非、哭笑不得。他們的世界很簡單，只有「大人跟小孩」、「好人跟壞人」、「醫生跟護士」這樣單純的二分法，沒有那麼多的灰色地帶和複雜煩惱。但唯有透過與他們對談，才能知道真正的想法，這一點卻和照顧成人的重點相似。

記得曾有一位因誤吞電池送來住院的小小病人，當大家問他：「為什麼要把電池塞到鼻孔裡？」他用著童言童語說：「因為我是機器人，需要電池才會有體力啊！」

孩子的天真，有時候沒辦法用正常邏輯思考。但也因為如此，大人更要負起保護他們的責任，在他們認識自己與世界之前，讓他們快樂平安地長大，再學習用自己的方式來保護自己。

對於爸媽而言，孩子永遠是孩子，因為從父母的眼睛看出去的他，永遠都是那個善良天真的模樣。

作者簡介

## 鍾亞璇

# 我是山上的小精靈
# 行動力就是我的超能力

**學歷**這件事

兒科護理師

二〇一六年 長庚大學護理系畢業

**資歷**這件事

二〇一六年 臺大兒童醫院兒科護理師

值得**嘴**的事

二〇一九年 參加實證課程獲得銀獎；
二〇一九年 經營粉絲專頁「優優的登山生活」；
二〇二〇年 突破個人記錄一天走三十幾公里（玉山北峰單攻）。

**歡迎大家支持我的粉專：**
臉書— https://www.facebook.com/yoyohikinglife
IG — https://www.instagram.com/yoyo.hiking.life/

給**讀者**的話

想做什麼事，就去行動吧！

# 09

# 萬年N2護理師 我的魯蛇護理人生

萬年N2護理師 **吾曜梧景**

對於一個大學畢業生來說，護理工作擁有月薪四萬多元的起薪，已經比起其他剛踏入社會的新鮮人而言，是很具吸引力的優勢。

但看不見的是必須承受著來自四面八方的壓力，包括工作與精神上，這些也不是其他大學畢業生可以理解與想像的事……。

不知道你有沒有曾經想過「十年前的自己」跟「十年後的自己」，會有什麼不同？答案當然是「絕對有！」

可能不僅僅是臉上多了一點皺紋、體重計上的數字增加了一些、頭頂上多其它的髮色，還保證絕對多了許多人生歷練。

## 命運弄人，一走就是十五年

對我來說，有些事情沒有改變，和十年前一樣，仍然從事著第一線的護理工作，一樣的上班時間、一樣的工作單位，每每看著鏡子裡穿著護士服的自己，總會好奇當初到底是怎麼樣落入這樣的「圈套」中。

我相信很多人應該是跟我一樣，考完聯考，然後「剛好」分數到了，那就來念吧！如果沒興趣，再試試看轉系。

但一轉眼，怎麼混著混著就畢業了，畢業以後也沒特別想做什麼，想著最方便的就是直接去實習過的醫院工作，這樣也就省去熟悉作業系統的步驟。當時應徵時，只想著不要去心臟科，其他哪裡都好。

因為念書時就知道心臟太難了，課程中往往聽著就恍神，大概只記得心臟有四個腔室，然後上房下室，沒了。那些 AV node、什麼竇什麼結的，什麼 PQRST 波，什麼跟什麼啊！但萬萬沒想到慘遭命運的捉弄，我就被送到最不想去的心臟科病房當護理師，而這樣一走十五年就過去了。

## 護理工作起薪高，卻有隱形的沉重壓力

對，現在我還是病房護理師，還是不喜歡升等、不喜歡做太多行政事務、不想坐辦公桌面對品管、諸多標準流程制訂的臨床護理師。

不喜歡的東西，十年前不喜歡，十年後還是不喜歡，這一點倒是很一致。

依稀還記得，某次有位同仁跟一個會走路的新鮮肝（新進的護理師）說：「支持我們繼續走在護理路上的是熱忱！」在一旁聽到的我，默默地補了一句：「是想賺錢的現實！」

對於一名大學畢業生來說，護理工作擁有月薪四萬多元的起薪，已經比其他剛踏入社會的新鮮人而言，是很具吸引力的優勢，但看不見的是必須承受著來自四面八方的壓力，包括工作與精神上，這些也不是其他大學畢業生可以理解與想像的事。

但我實在不喜歡把護理工作看得如此沉重，或是充滿負擔，很多人在社會上做著自己的工作，求得不就是那一份微薄的薪水嗎？有了這份收入，我們可以開始過著自己想要的生活，去好吃的餐廳「踩點」，買些東西犒賞自己辛勞的工作，在還沒有 COVID-19

時，規劃一年出國兩次去看看外面的世界，護理工作對我來說，就是一個這樣的角色。

## 護理日常，往往凌駕個人需求

儘管如此，也不代表工作沒有熱情，賺錢是目的，但我賺得心安理得。

如果覺得護理工作容易，那就真的大錯特錯，臨床護理工作早起是日常，每天表定七點半上班，但不到七點已經有人抵達單位點班、整理工作車等前置作業。如果你七點要抵達單位，猜猜看需要幾點起床？加上通勤時間，六點是基本吧！

然後交接完班後，開始迎接許多難以預測的考驗，可能是生命的壓力、訊息爆炸的學習、來自各路人馬的情緒，或是長官的「關愛」，於是工作到忘記尿尿、喝水跟吃飯，都是常見的事。

因為一忙起來，真的忘記自己也有生理的需求，眼前這些危及生命的事件，總是排在自己微不足道的需求之前。

如果你是菜鳥護理師，晚上六點才離開醫院，真的一點都不用感到意外，因為就連身為「老流砥柱」如我，有時候也難逃延遲下班的宿命。我認為這與能力無關，只是因為病人急救無法預期，當發生急救時，怎麼好意思下班走人呢？總是要把事情處理到一個段落嘛！

## 關於護理工作的一百種優點……

**如果你討厭人擠人的大街——護理的彈性排班，一定會很吸引你！**

平日放假、假日上班，這樣的工作時間可以讓你休假時好好地避開人潮，美食名店不必排隊到天長地久，美美的照片不會充滿路人甲乙丙丁，更可以好好體會各地四季的美，慢慢地走，而不會被人潮的洪流沖散。

但比較難受的是，每年過年就無法從除夕躺到初五（到底要多廢XD），除非那年手氣好到爆炸，抽到過年班上上籤，就可以擁有整個年假，盡情地廢在家裡。（但我可能從來沒有過這樣的好運氣，希望下一個十年可以體驗看看）

**如果你喜歡玩電腦——恭喜你，每天有點不完的電腦頁面！**

當病人發生不同事件，有各式各樣不同的單張頁面，需要你一一去完成，隨便唸幾個給你聽，例如：生命徵象、壓瘡傷口、傷口護理、身體評估、護理記錄、病患與家屬衛教記錄、跌倒記錄、疼痛記錄、護理問題記錄等，每天都要徹頭徹尾地點過一遍。

**如果你喜歡的是滑手機——ＬＩＮＥ不休息，這裡很歡迎！**

現在科技發達，走到了資訊化的年代，急救記錄已經引進iPad應用程式來協助記錄。除此之外，即使在下班時間，還是會有滿滿的存在感，因為單位的ＬＩＮＥ是沒有在休息的，訊息可以是宣佈醫院有什麼新的公告，或是白天記錄漏點了什麼、需要更改什麼。

無論躲到天涯海角，單位永遠與你相連到天邊，你可以好好享受這個 3C 的時代。

**如果你的興趣是玩生存遊戲——肯定會愛上護理品管！**

美其名為了增加護理品質的單位互評，殊不知這就像是北野武的《大逃殺》般互相廝殺。

每幾個月放出單位猛獸到其他單位，去評核其它護理人員是否有按照「護理標準」來執行護理照護，拿著評核標準就像是拿到「AK-47」一樣地衝去其他單位掃射。

對，這是一個戰爭的格局，因為不是你死就是我活，雖然我們同在護理部，情同手足，但此時此刻還是必須狠下心，讓對方冰冷地倒下，唯有扣到別的單位的分數，才能贏得最後的勝利。

**如果你的太陽星座落入處女座——也會喜歡這裡乾淨的環境！**

每到年底的 5S ——整理（SEIRI）、整頓（SEITON）、清掃（SEISO）、清潔（SEIKETSU）、素養（SHITSUKE）競賽，絕對可以讓你發揮所長。

這是一個由醫院舉辦的清潔比賽，各個單位評比下，最乾淨的單位可以拿到獎金與獎狀，清潔範圍舉凡病房的櫃子、天花板、公佈欄、桌子、椅子、病歷、雜物間、垃圾間等，都可以發揮清潔及美工專長。在你工作長達十小時後，還可以繼續待在醫院無償、無限制的發揮，是不是好棒棒。

**如果你喜歡與人交談，溝通協調──那麼你就來對地方了！**

每天有說不完的話，包準你說到不要不要的。

不是影醫部來電：「請問妳是某某床的主護嗎？ＭＲＩ可以改成打顯影劑嗎？不然看不清楚？」（這是我可以決定的嗎？）、就是藥劑部來電：「請問妳是某某床的主護嗎？請幫我轉告某某醫師這個藥的劑量要改！」（電腦都可以查到電話，自己查很難嗎？）、也有資訊室來電：「某某程式打不開？電腦先重開機，點開Ａ程式再點開Ｂ程式，還是不行嗎？再試試 o@!#@$。」（喂老兄，我是護理師，不是電腦工程師）、以及病人：「護理師，醫師什麼時候來？」（我想醫師不會把他每天的行程表先給我）、或是家屬：「護理師，可以幫我把床簾拉上嗎？」（我想你本身並沒有活動上的問題啊）……。

我之所以可以走這麼久，還不覺得膩，就是自己知道在醫院裡的生存之道。

還有，其實有些時候因為經歷了別人的人生，讓我自己也在過程中成長，也因此進化了，就不在這裡贅述。

有人問：「為什麼我可以魯得這麼泰然、魯得那麼自在？」我只是要說，不用在意別人的眼光，我不喜歡行政、不喜歡升等，但我喜歡這份工作，其實也沒有喜不喜歡，至少可以接受，人生本來就不需要為了工作而犧牲奉獻，把自己生活過好、活得開心，對我來說，這就是我的人生哲學。

## 作者簡介

# 吾曜梧景 Chun

**學歷**這件事

臨床護理師

二〇〇〇年　國立松山高級中學畢業

二〇〇五年　國立臺灣大學護理學系畢業

**資歷**這件事

二〇〇五年～迄今　臺大醫院心血管內科病房護理師

值得**嘴**的事

N 次優良護理師；

把碩士班當博士班，念得還不畢業的菸酒生。

給**讀者**的話

魯之泰然。

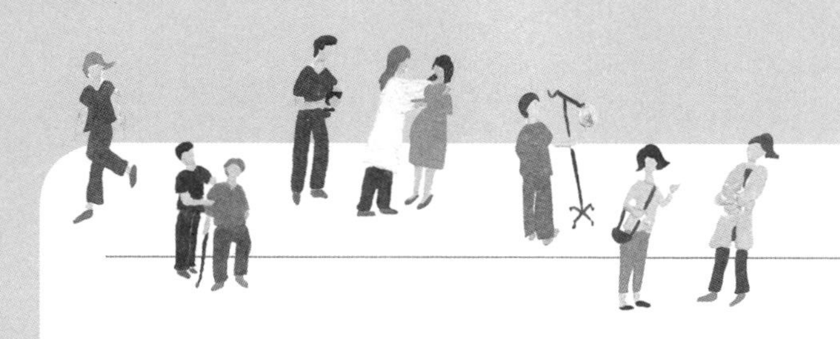

PART

2

# 雖然不用輪班，還是存在爆肝危機
# 現在起，我們都要好好的！

我常常為病人的勇敢與智慧所感動，然後帶著這些感動繼續照顧下一個病人，內化成滋養生命的重要養分，陪著堅持心中對這份工作的盼望。

「到底為了什麼要這麼倔強呢？」為了不愧對自己努力累積的知識、經驗，為了面對那一個個病「人」與他們的家「人」，為了承擔起他們叫我們一聲「護理師」，所以肩併著肩，站穩腳步。

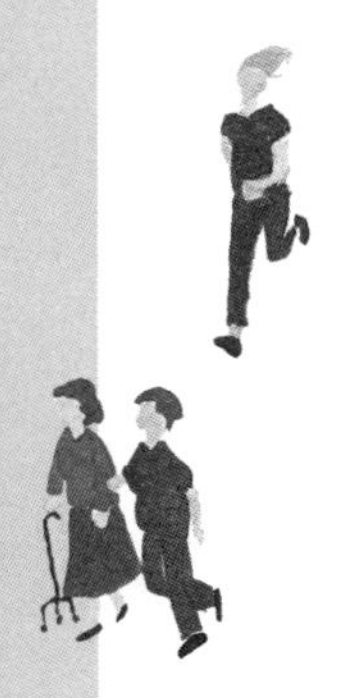

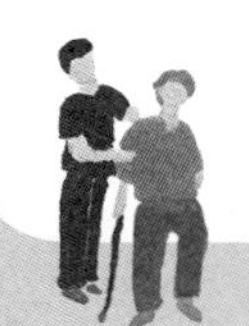

# 01

# 安寧共照護理師，與時間賽跑的調味家

共照護理師 **汪慧玲**

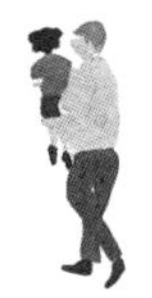

「我們還沒有要安寧，他還想活，我會陪他繼續努力！」這是踏入病房，還沒開口前最常聽到的話。可能是胸前名牌已經洩漏了我的底細，所以有些家人一看到我，就搶先關上門，拒絕我的拜訪，但我明明就只是想看看有沒有什麼能「幫忙」的呀！

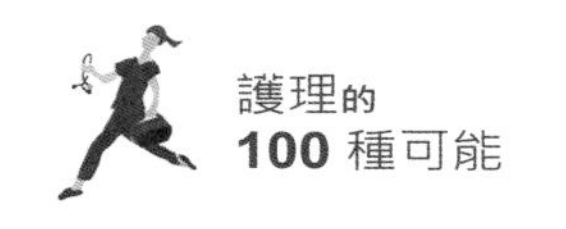


面臨疾病無法治癒、身體逐漸虛弱，也許生活需要依賴他人、很多計劃被迫改變，而且變化又快到出乎意料之外……，在鋪天蓋地的絕望與無奈聲中，是什麼力量支撐著你明知道盡頭就在不遠處，卻還是奮力地奔跑著，希望在最後一哩路，仍可以用盡全力？

看著賽道旁為你加油吶喊的家人朋友們，即使身體已經疲憊不堪、汗流浹背，卻仍然豎起大拇指比著「讚」，因為你不想讓他們擔心與失望，而且知道就算是獨自衝向終點線，他們還是會大聲地為你喝采，並永遠記得有你參與的光榮時刻。

## 一切的答案，都是愛

那麼，這一切的努力究竟是為了什麼？答案其實很簡單，是「愛」呀！

沒錯，就是如此八股的答案，卻幾乎可用來理解任何情境中的不捨、為難、崩潰、憤怒與無法放手。

每個家庭都有著獨一無二的「結」，所以「解法」當然也就無法使用單一套路，無法複製先前的照護經驗，必須透過不停地傾聽與對話、訊息梳理，並依循個人家庭的信念價值，才可能促成病人善終。

以上這些就是「安寧緩和療護」的專業了，不僅要盡力地將造成病人不適的症狀控制好，還要開啟對談。無論是醫病間、病家間，或是病人自己內在的窗口，透過對話傳達愛與生命價值，讓每個參與其中的人都能有心力去「感受」別人給的愛，進一步去「付出愛」給身邊的人，而我們都在施與受的過程中，締造屬於當下的「圓滿」。

在病人離世後，大家可以無懼地想念他，可以勇敢地悲傷，然後帶著這些愛與力量繼續好好生活。不需否認「難過」的存在，我們容納與承接所有的感受，正因為「那一天」可能隨時到來，在這之前的每一刻都應該好好把握。

但是在現實世界中，這些理想情節並沒有這麼容易達成，關係著每個家庭的原生結構，還有多年累積的愛恨情仇，更不用說是在「以抗癌與拯救生命」為宗旨的醫院病房內，安寧照護就像是一個死神般的形象，非常突兀。

「我們還沒有要安寧，他還想活，我會陪他繼續努力！」這是踏入病房，還沒開口前最常聽到的話。

可能是胸前名牌已經洩漏了我的底細，所以有些家人一看到我，就搶先關上門，拒絕我的拜訪，但我明明就只是想看看有沒有什麼能「幫忙」的呀！更何況我還剪了齊眉的瀏海、穿著溫暖粉紅色的制服耶，想要盡量讓自己看起來和善且充滿誠意。

## 安寧解鎖，翻轉刻板印象

事實上，讓他們害怕的不是共照護理師，而是因安寧照護而聯想到的「死亡」。

壞消息確實令人難以消化，但不面對並不代表壞事就不會發生。

身為一名結合愛、勇氣、希望的熱血安寧共照護理師，我的首要任務就是要先想辦法開啟那扇「因不理解而深鎖」的大門。當了這麼多年的鎖匠，我總算是理出一些頭緒，也造就現在的自己幾乎是擁有 master key，可以自由進出這些禁區。

大家對於安寧長久以來的誤解，呈現出現今社會上的刻板印象，在許多民眾的心中（甚至在部分的醫療人員）仍存在著「安寧就是『等時間』」、「安寧就是打嗎啡」、「安寧就是醫生放棄我了」這些迷思，讓人光聽到「安寧」就聞之色變。

不是我誇大或是推銷安寧的功效，而是我們其實都知道醫療是有極限的，但病人在醫療極限盡頭與死亡之間，常常還存在著一段可長可短的歲月。我們知道疾病不會好，但心會。安寧緩和療護就是希望在死亡來臨前，減輕症狀、減少死亡恐懼與焦慮，讓每個病人可以好好說愛、好好告別。我們尊重生命的自然歷程，不延長瀕死期，但也絕不縮短存活期。

若想照顧好病人的不舒服，需要相當縝密的診斷，並且評估各個器官功能，才能給予最合適的藥物與照護。但一開始跟正處於十分驚嚇的家庭解釋這麼多，是沒有用的，我習慣先照顧病人生理上的不舒服，同時關心全家人當下的壓力，分次慢慢建立關係後，大部分會聊到：「這段治療有多辛苦、病人有多努力」、「照顧者懷疑自己是不是沒照顧好，所以病人病情惡化」、「病人這麼努力為的是什麼」，就會發現大家都心知肚明時間有限，只是不知道該怎麼讓有限時間發揮最大效益。

## 慢慢靠近，為黑暗滲入光芒

在訪視病人之前，我必須先做足功課，完整地瞭解病人的診斷、治療，以及原來病房的照護計劃，好好評估病人的病情期待——是否符合實際病情？需不需要銜接社區資源？病人還有多少時間？他未來可能會有哪些讓大家慌亂的狀況，需要提早準備嗎？病人所希望的和醫療團隊的計劃有一致嗎？他們的決定對病人來說合適嗎？

也細細地評估，照顧者在體力與情緒的負荷情形——他已經多久沒好好休息了呢？其他家人在生活的改變，都還適應嗎？大家都瞭解病人的病況嗎？若病人離世後，家人有沒有辦法好好照顧自己呢？

然而，在非安寧病房裡提供安寧照護並不容易，因為不像安寧病房隨時能有心理師、宗教師的協助，這些「非疾病相關」的問題，也不容易動員各病房醫護團隊一起來幫忙，因為他們連本來的工作都已經做不完了呀！

就是藉由這樣的「慢慢靠近」，讓整家人都習慣了我的存在，能夠信任我的評估與建議，也能自在地和我傾訴不容易在日常分享的各種失落，然後他們會看到彼此為自己的努力，堅信自己在對方生命中是多麼重要，而這些從他們心裡燃起的力量，是他們自己點燃的，誰也熄不了。

這是我工作的一部分，在病房最幽暗的地方，悄悄滲入一點光，引領著病人與他們的家人能夠更有力量往前走，讓愛超越生死，持續存在著。

你說，這份工作是不是很美好？

## 故事未完，待續……

關於那些故事的轉折，以及曾經的見證——

幼稚園年紀的小女孩與爸爸道別，她說著爸爸看到自己當助人小天使好開心，以後她想爸爸要合掌禱告給爸爸聽；

我們陪著二十出頭歲的男孩討論對維生醫療的想法，開始和父母交心，參與夢寐以求的電影展，他也自己執導了一部微電影；

我們陪著七、八十歲的「兒女們」，討論鼻胃管適不適合過百歲的美麗失智母親，聊到媽媽以前買菜都穿旗袍；

曾經，我們陪著隔天要學測的高三考生，述說對病榻上母親的不捨，既不捨她的離開，也不捨她持續辛苦，因此陪他和長輩討論，是否可以留在醫院陪伴最後一程……。

那些被仔細呵護的感受與愛，無法改變「分離」這個已經寫好的結局，但在這個過程，我試著加入調味料，摻了一點「甘」味，去調和其中的「苦」感。

這份揉合了美麗與哀愁的工作，也讓我體驗到五味雜陳。在小組努力之下，很多病房都已經慢慢瞭解「安寧緩和照護」的意涵，以前可能在死亡前幾天才照會的病人族群，現在有機會讓我們用「以月計算」的時間來陪伴，讓我們和病家能更有時間去深入探討「生命」這個大哉問。

但是我們仍被「收案量」緊緊地勒著脖子，甚至用來衡量「工作量」，在問題還沒告一段落的舊病人，以及還未評估的新病人當中，又該如何取捨呢？

## 一千個逆境，義無反顧的信念

曾經我想要把這些病人都照顧好，超時工作了，卻被檢討照護方式。然後我學著放下，但明明可以被照顧得更好的病人，卻要我視而不見、告訴自己已經盡力嗎？我很難過，也很無助，原以為自己碩士班畢業後，可以為病人代言，能夠讓各病房護理師一起從「末期照護」裡清楚自己的價值，但其實不然。

我所代言的一切很常被說太理想、標新立異，為護理師上的課，儘管得到很多觸動的眼神，也確實感受到大家越來越有學習動機，但我的老闆們似乎真的對我一直「做功

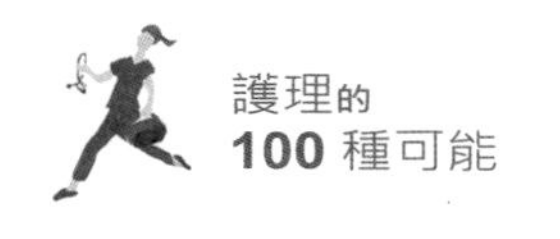


德」感到頭痛，畢竟只有去看多一點病人，才會有多一點的健保收入呀！

唉，我也不會算到底怎樣才合算（攤手），若這份工作只是照著 check list 評估病人，為什麼得要求碩士學歷呢？這樣一來到底需要什麼專業？發衛教單張就好啦！而且到底怎麼解開那些生命難題？我真的很過不去！

諸如此類，來自資源有限的現實問題，遇到理念很不相同的人，看著病人受苦，自己卻無計可施，真的好無助。此外，為了爭取更多關注，常讓自己身心俱疲，有時不由得覺得自己很傻，但同時又被自己和同事感動得亂七八糟，看到我們在「一千個逆境中」死命地站穩步伐，帶著這些不甘心實踐自己心裡「好的照顧」，我想以後也會成為我生命回顧的一部分吧（職業病無誤）！

## 護理師之名，讓我值得勇敢

如果你問我：「到底為了什麼要這麼倔強呢？」為了不愧對自己努力累積的知識、經驗，為了面對那一個個病「人」與他們的家「人」，為了承擔起他們叫我們一聲「護理師」，所以肩併著肩，站穩腳步。

每當護理工作令我疲憊不堪時，我常常想起爺爺的臉。那年高三焦頭爛額拚學測時，每次到醫院看到爺爺得到溫暖的照顧，都覺得感動不已，我知道是這股撼動，讓我義無反顧地投入護理，立志成為一名護理師。

憑著這樣的信念，可以讓許多家庭能夠持續運轉，這是一個多麼好的良性循環啊！這讓我深信「愛」是能夠延續並且能流動的，很高興我沒有讓自己失望，也成為了延續社會暖流的一股力量。

我遇過許多很有智慧的病人，他們來自各行各業，卻有一個共同點——把握每個當下，做自己覺得有價值的事，與身邊的親友都及時互相道愛，也主動和家人談論「死亡」、「希望的照護方式」，他們甚至會和我說：「我這一生好滿足。」

他們的生命旅程並非一帆風順，可能經歷很多辛苦與挫折，聽著他們的生命故事，也時常令我跟著掉淚，被他們的勇敢與智慧所感動，然後帶著這些感動繼續照顧下一個病人，內化成滋養生命的重要養分，陪著堅持心中對這份工作的盼望，由衷感謝他們使我勇敢。

我努力告訴自己，這些都是值得的，會值得的吧？是吧！

（本文初稿曾獲選刊於「醫病平台」）

## 汪慧玲 Wang Huei-Ling

作者簡介

# 愛哭 # 很會把別人弄哭
# 夫婿快下班 # 口罩收集癖

不知道還會當多久的安寧共照護理師、夢想家

**學歷**這件事

二〇〇八年 臺北市立中山女子高級中學畢業
二〇一二年 國立成功大學護理學系畢業
二〇一八年 國立臺灣大學護理研究所畢業

**資歷**這件事

二〇一二～二〇一六年 臺大醫院腫瘤科病房護理師
二〇一六年～迄今 臺大醫院安寧共同照護小組護理師

值得**嘴**的事

二〇一六、二〇一八年 當選優良護理人員；
二〇一八年 幸運女神眷顧，去瑞士日內瓦見習WHA（有站上主席台拍照凹嗚～）；
二〇二〇年 和同事們一起出版一本小沉重卻充滿愛的書——《伴，安寧緩和護理札記》；
最後一哩旅行社線控，協助病人末期／臨終病人回蒙古、金門、臺東等很遠很遠的家鄉，而且接到當地的醫療資源；
圓夢事務所小妹，協助末期病人辦結婚典禮、結婚登記、拍全家福、辦攝影展、慶生趴踢等。

給**讀者**的話

別等了，「把握當下」是現在就該做的事！

# 02

# 腫瘤個案管理師與癌同行

個案管理師 **柯虹如**

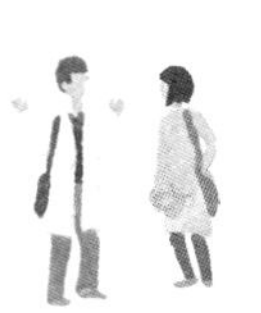

腫瘤個管師不只是單純監測、評值了生命數字而已。
感謝這群病人和家屬，讓我們走進他們的生命故事，
成為故事中的一員，一起寫下與癌同行的生命章節，
讓大家看見護理的價值與美好。

個案管理，根據美國個案管理學會的定義：是一個合作的過程（請大家先耐著性子讀下去），包括六個階段，評估、計劃、執行、協調、監測及評值。

就現實面來看，這個角色的來由，是為了同時兼顧照護品質和醫療成本所衍生出來的。這樣你明白什麼是腫瘤個案管理師了嗎？看完仍不明白是很正常的事。

## 一頭栽進，不一樣的護理路

回想七年前，我認識的腫瘤個管師就是像「小學生背課文」的方式，把以上那些角色職責背給我聽的「前輩」，我只能憑著對腫瘤照護的熱忱和感動，還有多年的腫瘤臨床經驗，一頭栽進這條聽起來不太一樣的護理之路。

我不想用八股的教科書文字來向你介紹這個職稱，但等你看完全文，相信你一定就會明白，我們每天都在忙些什麼。

第一次跟病人見面常常都是從這樣的場景開始——

醫師表情凝重地指著電腦螢幕上的白點，小心翼翼地說出：「這就是你身體裡的腫瘤位置。」一旁的家屬開始如熱鍋上的螞蟻，追問著醫師：「怎麼可能會生壞東西？」病人低著頭、眼眶泛著淚，不知道是太過震驚而說不出話，還是不知道要從哪裡問起……。

接著醫師就會開始解釋，我負責接手後續。這種情景就是所謂的「聞癌色變」，我們與病人、家屬的關係，幾乎都是先從淚水建立起來的。

小時候的我，常常陪著病人一起哭，因為看到別人哭，我不知道為什麼也會很想哭。但現在的我，還是會哭，但已經學會如何 hold 住眼淚，不要讓它落下來，深吸一口氣，轉身帶著驚魂未定的病人及家屬，踏出這個可以清楚看到腫瘤影像的診間，到外面的椅子上，先容許他們任性地哭上一回。

## 陪伴低落，展開抗癌之路

「會哭是正常的吧！」我常常設想，如果是我被告知得到癌症，我一定會哭，所有愛我的人都會哭。那麼，為什麼小時候大人都會叫我們不要哭了，要勇敢一點？哭又不是因為我不勇敢。

但是在這種關鍵時刻，到底該說什麼呢？病人及家屬剛從陌生的醫療人員及環境中得知罹患癌症，還要消化複雜的疾病病程，以及多種治療選擇，若要勉強他們在慌亂無助中理出頭緒，是不是有點強人所難？

這個時候個管師所提供的任何衛教或資訊，都會像咖啡廳的背景音樂，聽過卻完全不留痕跡，所以最重要的是先留下生命線（二十四小時聯絡電話）就好。等到他們回家認真地哭完了，三魂七魄都回來後，開始想找人問問題時，摸摸口袋，發現名片上面的電話，撥起電話的那個瞬間，才開始真正認識個案管理師。

因為電話中的我，知道他隨時都有可能打過來，早就已經做足功課，完成所謂的評估及治療規劃，透過傾聽、解釋，他會感受到即使自己當下不知道怎麼做才對，未來都會有一個叫做個案管理師的我，陪著他走一條最適合他的抗癌路。

## 深呼吸，帶著病人和家屬不斷闖關

「這是分類比較差的腫瘤，不能用標靶，對化療效果也不好，可能要有心理準備。」回想第一次和這位沉默寡言的年輕病人見面，是在診間和醫師討論病情及治療。

「我們真的不能用標靶嗎？自費也可以！怎麼會？我先生不菸不酒……。」陳太太挺著八個月的身孕氣喘吁吁，一邊拭著淚水，在旁焦急地問。

的確，臨床上大部分病人及家屬都會經歷伊麗莎白・庫伯勒・羅斯（Elisabeth Kubler-Ross）所說「悲傷的五個階段」——否認、憤怒、討價還價、抑鬱、接受。我們會努力帶著他們不斷闖關，但醫師不是神，無法讓奇蹟發生，滿足大家的期待。

某天傍晚，接到廖醫師來電，希望我協助處理一位病人，踏入診間，一眼就認出是那位即將當爸爸的年輕病人，這次身邊不是太太，而是眉頭始終深鎖的媽媽。

廖醫師刻意壓低音量，深怕媽媽聽到會比病人還先哭出來：「你要有心理準備，可能很快，因為腫瘤現在惡化得很快，而且已經塞住一邊的肺，應該和太太談談要不要再換其它的治療，還要先討論若緊急情況發生時，要不要急救……。」

「廖醫師，那你認為我會多快？」病人盡量保持冷靜地說著。

「怎麼會這樣？為什麼要這樣？廖醫師，我兒子還很年輕，沒做什麼壞事，拜託拜託，你一定要救救他……。」媽媽好像聽見了什麼，開始怪起老天爺。

「我知道了，媽！我們出去吧！」病人試圖阻止媽媽的離題。

我推著輪椅帶病人離開診間，媽媽奮力捶著診間外的牆，放聲大哭：「我的兒啊！天公伯，祢怎麼那麼不公平！」我走到媽媽的身邊，輕拍她的肩，她傷心到沒有心情在意我的存在。

我蹲下身，和輪椅上的病人視線平行，沉默中用眼神表達關心，輕聲著問著：「你需要我的幫忙嗎？」

「請妳幫我轉達廖醫師的話給我太太吧！」我答應他，同時在訴說的過程，也會幫他抱抱太太。

你們已經知道這是一齣悲劇，我看著白髮人送黑髮人的痛，太太用顫抖的聲音試著堅強地重覆同一句話：「深呼吸！我可以的。深呼吸，我可以的！」像是不停地跟自己精神喊話，卻止不住身上不受控的發抖，這是多麼沉重的承擔和恐懼，也讓我見識為人母的堅強和勇敢。

我擁抱她，告訴她：「會過去的，妳要加油！」我多麼想要她是用大哭的方式怨天尤人，但她沒有。

病人逝世三個月後，太太來找我，握著我的手說：「謝謝妳！我看見妳流了眼淚。謝謝妳為我難過，我會好好陪著孩子長大。」

## 與癌同行，重新認識生命的美好

與癌同行，就是這麼一回事。

更多的時候，我們陪著病人捱過治療期的副作用，以及各種不適，再回到正常的軌道上，重新認識生命的美好，再用他們的生命能量，散播給所有抗癌路上的病友及家屬。

雖然面對生命，不是你付出就一定會有回報，但是你不付出，一定沒有機會知道結果。

腫瘤個管師在治療期協助諮詢、衛教、溝通協調、醫病共享決策（Shared Decision Making, SDM）或是預立醫療自主計劃（Advance Care Planning, ACP）中扮演重要角色，尤其是門診——治療中面對副作用困擾、疾病一再惡化、疼痛等各種不適的症狀，治療效果不好和醫療團隊產生衝突，這些林林總總的經歷，就是教科書上所謂執行及監測的過程，訓練出十八般武藝精通的我們，無論面對任何情況，永遠要讓病人知道並感受到「We can help!」

如果你問我「腫瘤個管師」是什麼？每一年我對這個角色都有新的體悟。舉例來說，我們是——病人的代言人，病人的大小問題都會來電告知，但從前的我可能只是傳話員，現在的我，可能從電話中的簡短幾句話、語調及速度，照護藍圖就會浮現腦海，評估出病人的護理問題，下達正確的護理措施，不再只是打個電話，轉達給醫師的傳聲筒。

事後的追蹤更是重要，若病人的問題，以及後續醫療的處置，和自己心中的路徑一致，無形中就肯定了自己的角色價值。

病人及家屬的一句：「每一次焦急到不行的時候，聽了妳的建議，就覺得好安心。」使我充滿成就感，也帶來力量。

即使，最後病人離開了，家屬走不出傷痛，一通電話，我們也願意陪著他們走出生命幽谷。腫瘤個管師不只是單純監測、評值了生命數字，感謝這群病人和家屬，讓我們走進他們的生命故事，成為故事中的一員，一起寫下「與癌同行」的生命章節，讓大家看見護理的價值與美好。

## 作者簡介 柯虹如

腫瘤個管師

**學歷這件事**

二〇〇五年 國立臺灣大學護理學系畢業
二〇二一年 國立臺灣大學護理研究所就讀中

**資歷這件事**

二〇〇五～二〇一三年 臺大腫瘤科病房
二〇一三年～迄今 臺大腫瘤個案管理師

**值得嘴的事**

二〇一五年 全國視訊課程，分享臺大腫瘤個案管理師臨床肺癌病人的照護經驗；
二〇二〇年 協助參與原水文化出版《肺癌診治照護全書》製作。

**給讀者的話**

跟著生命的光，往前走就對了！

# 03

# 做病人抗癌路上的忠實夥伴

個案管理師 **劉彥廷**

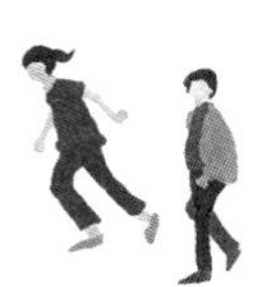

回顧從一開始只知道哭泣的自己，到現在已能與疾病和平相處，最大的功臣，我想是我的個案管理師——小劉。

她是我在抗癌道路上忠實夥伴，也是我在這個過程中最重要的鎮定劑，讓我可以安心與篤定地接受治療……。

正式介紹個案管理師這樣的護理角色之前，我想先帶大家認識我的病人——阿梅（化名）。透過她的故事，大家不需要經歷過癌症的摧殘，就能有對於生命更深層的認識（以下將以阿梅的第一人稱描述）——

## 平凡職業婦女，意外宣判乳癌

我是一個普通的職業婦女，是那種走過你身邊，都不會引起注意的平凡。每天上班下班，回家就像是回到男生宿舍，我有兩個兒子和先生，身為家中唯一的女性，讓我下班後仍脫離不了做家事、煮飯的期待，但我也很享受這樣簡單的家庭生活，兼顧家庭和工作雖然辛苦，卻也甘之如飴。

這樣不起眼的傳統家庭生活，卻在半年前變得不凡。剛開始我不以為意的下背疼痛，有點像是大掃除後的腰痠背痛，或是坐姿不良引起的不舒服，並沒有讓我特別關心自己身體的警訊。

但當我摸到右邊乳房的硬塊時，忐忑地告訴先生我的擔憂，他安慰我不要自己嚇自己，先去看看醫師怎麼說。

等待切片報告的兩週內，不知道想像過多少可能性和因應措施，這種焦慮不安絕對比大學聯考等放榜更加緊張，因為大學沒考上，人生還是有許多可能，然而一旦確診癌症，可就像是被判了死刑，不知道還有沒有獲得出獄的機會，再一次自由地看看這個世界。

當醫師宣判得了乳癌，而且是第四期合併有骨頭與肝臟轉移，之後醫師與先生的對話，我只定格在震驚中，陪伴我的只有眼眶打轉的淚水，以及砰砰作響的心跳聲，腦海裡只剩下「那我該怎麼辦？」

## 忠實夥伴，帶領走出迷霧

這時突然有一個人，好像發現已經魂不附體的我，無法繼續待在診間，溫柔地邀請我和先生到一處私密空間休息。

我記得她只問了一句：「妳還好嗎？」我便開始大哭，我不好，一點都不好。我是做錯了什麼，才會得到癌症？不記得自己哭了多久，那個人就靜靜地遞給我衛生紙，什麼話也沒說。

等到我冷靜下來之後，開始好奇她是誰？接下來該怎麼辦？化療嗎？是不是會變光頭？還是要開刀？那我就沒有乳房了？先生還會愛我嗎？腦海裡所有關於癌症的關鍵字，不停地轟炸我的腦袋。

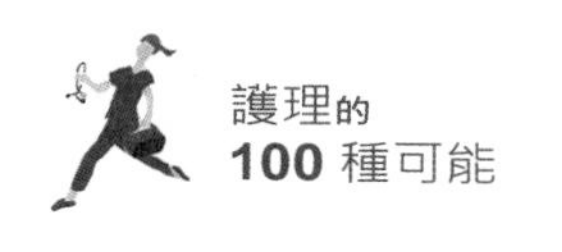


她先向我自我介紹：「我知道現在的妳，一定有許多關於癌症的疑問，但妳不要擔心，我是妳專屬的腫瘤個案管理師，妳可以叫我『小劉』！從今天起，我們會一起面對這個疾病，若有任何的問題都可以跟我聯絡。讓我先幫妳簡單整理一下，今天醫師跟妳解釋的內容……。」

之後的門診，我都會看到她陪著我一起看診，翻譯醫師說的專業術語，確認我有理解醫師的意思。

同時帶我去檢查室、化學治療室，就像我在森林裡迷路了，卻遇到住在當地的居民，被熱情地招待著。我不用再擔心會找不到回家的路，因為我相信她一定會帶我回家。

## 第一次發現，被愛的幸福

回到家中以後，她也會像好友般三不五時打電話關心我的症狀，無論生理或心理，以及有沒有發生化療副作用，當然我們也會聊聊身邊讓我頭疼的大男孩及小男人。

生病以前，家中所有家事幾乎都是我在張羅，生病之後，我的男孩與男人們開始主動地分攤工作，我從地方媽媽變成了一名皇后。他們希望我好好治療，專心照顧自己，這是我第一次發現被愛著真的好幸福。

然而，很多功課別人並無法幫我完成，例如我的負面情緒，加上治療帶來的不舒服，讓我真的好想不要再打化療了，就這樣讓生命自然凋亡，是不是也是一種選擇？但這些心事我會與小劉分享，因為我知道她不會批判我的想法，也不會像我的家人只會說：「妳不要想那麼多，聽醫生的就對了！」或是「我知道妳很不舒服，等這次做完癌症就會好了！」這種既不同理又太過理想的安慰話術。

我知道他們只是為我好，不想讓我這麼沮喪。但我知道自己的低潮無所不在，就算是腫瘤指數下降，還是沒辦法不去想好消息會持續多久？什麼時候會開始出現抗藥性？

幸運的是，我的個管師小劉總是不厭其煩，也不會給我不切實際的期待，會讓我知道目前狀況是這樣，萬一未來有什麼變化，都會和我一起想辦法解決。

## 害怕未知，失眠成家常便飯

一輩子花最多時間思考的，就是髮型與穿著，由於接受兩次化療後，每天起床看著枕頭上的髮絲，我知道有一天它們通通會離我而去，即使小心翼翼地梳理僅存的薄髮，直到再也掩蓋不了頭皮的若隱若現。

小劉發現我的煩惱，某天不經意地帶我經過「癌症資源中心」，跟我介紹醫院內的癌症資源，我停留在那些假髮上的目光，可能太過明顯，於是她鼓勵我可以試戴看看，那種感覺就像是走進一間服飾店，有經驗的店員察覺妳看上某件衣服，很友善且沒有壓

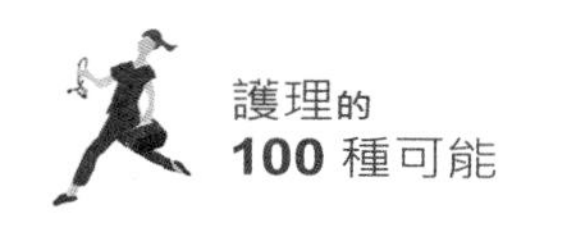


力地鼓勵可以試穿，就算試穿完不買，也沒有關係。

在戴上假髮的那一刻，我看到鏡子裡那個久違的自己，感覺很有朝氣與活力，我喜歡這樣的自己，而不是別人一眼就看出我是癌症病人，隨時都會感受到周遭同情的眼神。那些陌生的關心，讓我自己也開始可憐起自己，好像我應該好好在家躺著養病，怎麼會在外面遊蕩。

癌症確實對我的生活造成劇變，也從原本的雙薪家庭，一夕之間所有經濟重擔都落在先生身上。對於身體外觀上的改變，感到相當焦慮與悲傷，就算努力熟悉病人這個新的角色，但夜深人靜時，不由自主就會想到未來充滿許多的不確定與未知，長時間下來，失眠已成家常便飯。

## 理解恐懼，和癌病和平共處

目前先暫時留職停薪，當家人都出門以後，只剩下自己在家獨處，那種不時感到疼痛來襲，或是化療後的噁心、嘔吐，再加上夜晚無法入睡，導致白天精神不濟，我知道自己很不舒服，想要放棄這個不堪的身體。

我主動打電話給小劉訴苦，她聽完我的苦水後，陪我去「身心健康門診」。

幾次與精神科醫師與心理師會談後，建立彼此的信任關係，我漸漸卸下身上沉重的盔甲，談到心中最深層的恐懼，醫師給我一些日常生活的小練習，也輔助使用安眠藥物來協助入睡。

我明顯感受到自己的心理漸漸地在修復與重建，雖然不可能不再有負面情緒，但我已經有方法，可以應付突如襲來的低潮，也知道何時需要找專家協助。逃避或壓抑所有的負面情緒、欺騙自己，不是一個好的應戰策略。

回顧從一開始只知道哭泣的自己，到現在已能與疾病和平相處，最大的功臣，我想是我的個案管理師——小劉。她是我在抗癌道路上忠實夥伴，也是我在這個過程中最重要的鎮定劑，讓我可以安心與篤定地接受治療。

我很滿意自己目前的狀態與生活品質，有她的協助，我在一片森林中找到了回家的小徑，路上其實有很多風景，只是一開始被迷路佔據思緒，根本無心欣賞，還好半路上有當地人出現，帶我探索祕境，看到世界上難得一見的美好事物。

## 溫暖照護，走出情緒風暴

阿梅的故事就說到這裡，希望透過她的視角，你可以依稀感受到個管師的角色功能。

我們「雞婆熱心」的性格，是面試第一個先決條件，透過自身多年腫瘤科臨床照護的經驗，才能肩負起癌症病人的管理者、教育者、代言者、諮詢者與協調者之重擔。

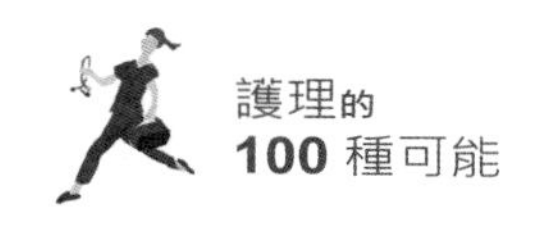


醫院是一個充滿多專科醫療的綜合體，而我們就是那個為個案量身訂做照護計劃，針對病人需求，適時提供整合醫療專業建議，協助將個別性的治療計劃組織起來，支持並強化腫瘤專科醫師原本已出色的醫療服務。

個管師陪伴病人走過診斷癌症情緒風暴，協助病人從初診斷癌症的泥濘中慢慢調適，引導病人接受抗腫瘤治療，陪伴病人經歷人生最艱辛與失控的時期，重回生活軌道，也為冰冷的癌症診斷，與不熟悉的複雜就醫治療過程，提供專業溫暖的照護、情緒支持與專業諮詢。

當個管師在持續性地給予病人與家屬無止盡的同理心與心理支持的同時，在癌症病患個案數服務量累積下，也期許病人與家屬給予個管師相對的同理心。

相信唯有正向的互動，可以讓我們把個案管理師的角色發揮得更好，持續幫助更多病人，在這段辛苦的抗癌歲月中，能有一位忠實、可信的好夥伴，陪伴著前行。

（本文初稿曾獲選刊於「醫病平台」）

## 作者簡介

# 劉彥廷 Vesta

腫瘤個案管理師

### 學歷這件事

二〇〇六年 桃園高中畢業
二〇一〇年 國立臺灣大學護理系學士
二〇一六年 國立臺灣大學護理系碩士

### 資歷這件事

二〇一〇～二〇一三年 國立臺灣大學附設醫院腫瘤科病房護理師
二〇一三～二〇一四年 my GAP year 到澳洲打工度假、歐洲自助旅行，愛上一個人的旅行
二〇一四～二〇一六年 國立臺灣大學研究助理
二〇一六～二〇一八年 國立臺灣大學附設醫院腫瘤科病房護理師
二〇一八～二〇一九年二月 國立臺灣大學附設醫院腫瘤個案管理師
二〇一九年二月～迄今 國立臺灣大學附設癌症醫院腫瘤個案管理師

### 值得嘴的事

二〇一五年 參加美國腫瘤心理學會（IPOS）發表海報；
二〇一六年 完成人生第一場雙膝硬化馬拉松；
二〇一七年 參加美國腫瘤護理學會議（ONS）發表碩士論文海報；
二〇一八年 參加 MD Anderson Cancer Center and Japan Team Oncology Program 主辦 Team Science Oncology 工作坊；
二〇一九年 參加英國腫瘤護理會議（ONS）口頭發表臺大醫院院內研究案，會議上唯一亞洲國家參與者；
二〇二〇年 完成人生第二座百岳，四天三夜南湖大山，落下女兒淚；體驗清邁六天五夜瑜珈靈修。

### 給讀者的話

You are safe, you are brave, and you are healthy.

# 04

# 不要再來了，品管護理師到底是敵是友？

品管護理師 **林鳳蓮**

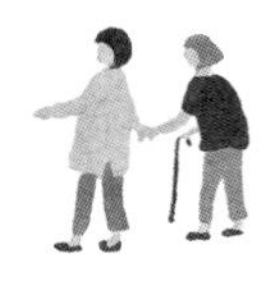

對護理師來說，評核就像是考試，如果沒有說出標準答案，就會害單位被扣分，進而影響單位績效（是會被扣錢錢的）！答錯者瞬間變成單位裡的罪人，護長的重點指導對象，真的很嚴重吧……。

我不否認在成為品管護理師之前，也對該職位存有刻板印象。常常在加護病房埋頭工作時，突然抬起頭來，看到一個身影快速閃過去，當下以為自己眼花或是農曆七月半到了。等回到護理站，就聽到同事說剛剛有人「偷偷」來評核，這次哪裡又被扣分了等等。

我承認，這種做法真會讓自己本來沉浸在愉快的護理工作氛圍中，瞬間冷掉，覺得醫院為什麼要這樣盯我們？

## 評核壓力，全員逃走中！

當自己讀完研究所，剛好看到這樣的職缺，便毫不考慮地申請，目的是希望能當一個不被討厭的品管護理師。心想大家如果能一起開心做品管，這樣不是很棒嗎？你一定很好奇，我真的有做到嗎？老實說，有，也沒有。

每一次稽核都會需要訪談護理師，勢必打斷或是耽誤他們的臨床工作，當我走進護理站時，護理師往往開始鳥獸散，沒有人希望被抓住進行評核。

對他們來說，評核就像是考試，如果沒有說出標準答案，就會害單位被扣分，進而影響單位績效（是會被扣錢錢的），答錯者瞬間變成單位裡的罪人、護長的重點指導對象，真的很嚴重吧！

所以我也不是無法理解他們不喜歡看到我的那種「全員逃走中」，畢竟誰喜歡被考試。但我記得有一個單位很特別，當我進去表明來意時，有位學姐就立刻站起來說：「考我吧！」其他學妹的表情瞬間輕鬆了不少，當然那位學姐回答得也相當好，替單位拿下滿分，成功地守住績效。

當下我才發現，原來評核帶來的壓力這麼大，也不禁思考這樣到底是不是一個好的評核方式？

畢竟希望大家真的知道要怎麼做，而不是只會背誦來應付評核，如此一來，品質管理的意義是不是本末倒置？因此，發自內心覺得當一名護理師真不簡單。

## 查核照護品質，曲折重重

平心而論，品管護理師的角色能讓病人或家屬更信任該醫療機構的照護品質，病人和家屬常常會說：「你們有在做這樣的考試（評核）喔！這樣真好，好像一種品質認證，不愧是ＸＸ醫院！」而且很驚訝地發現，原來醫院本身這麼認真地在查核內部的照護品質，還有專人執行。

但是如果評核未達到標準時，該單位的反應差異也相當大，有的很不以為意，有的很平常心，但大多數都會開始展開「殺價」的功力。

有一次被評到的護理師很憤怒地表示，她無法接受這次稽核的分數，就在我們僵持不下時，該單位的護理長剛好出現說：「交給我處理。」示意我先離開。

走回辦公室的路上，我相當難過，反覆思考該如何才能讓臨床護理人員，理解護理品質管理的重要性與意義。因為大家目標都是一致的，希望提供更好的照護品質，但如果沒有專責品管護理師來進行稽核，很難落實一些根據實證所制定出來的措施。

但在雙方都無法認同對方的角色功能時，真的很難站在對方的立場上著想，這樣的處境讓雙方都感到挫折。

記得某次收到一個來自病友的感謝函，那時他在大醫院裡迷失了方向，我引導他走到正確的診間位置。當我開心地與同事分享時，某位護理師只是淡淡地說：「那是因為妳有空！」聽到這句話的當下，真的覺得很傷心，不是因為我有空，而是我認為他需要協助，身為醫院的一份子，我有責任協助他；另一個傷心的理由是，那位護理師並不理解我的工作內容與職責，所以在她的既定印象中，覺得品管護理師常常都有空。

「因為懂得了，所以理解；因為理解了，所以寬容。」曾在網路上讀到這樣一句話。我認為品管護理師的角色任務，在臨床護理師的世界裡，連「懂得了」都還沾不上邊，因為不理解造成許多誤會與合作上的阻礙，這將是我今後需要更有智慧去處理的部分。

每一步都困難重重，每一句話都容易造成無心傷害，但是如果沒有互相認識與理解，就無法達到理想的品質改善計劃。

## 把關安全，風險管理的守門員

在大學時護理行政課程中，其中一章就是「護理品質管理」，而品管護理師就是由醫院設立，用來把關病人安全、護理標準及品質的要職，也可以說是「病人風險管理的守門員」。

我很難用幾句話就道盡所有工作內容，但要制定一個品質管理規範或政策，都不是一件容易的事，加上現在學術期刊研究每天都有大量的產出，我們必須與時俱進，確認醫院品管政策走在與世界已開發國家同樣的方向上，所以大量閱讀文獻是我的日常。

再來，除了收集完國內外的資料數據後，我必須根據醫院的文化與工作模式，設計最能被執行運用的品管規範——

一開始基礎的稽核表設定、搜尋文獻、尋求最佳標準、進行臨床評估，以及諮詢臨床護理師和護理長、進行稽核表說明，與作業標準負責督導長討論，將作業標準流程成為實際臨床稽核基準的妥適性、完成稽核表內容、舉行共識討論會，尋求稽核內容共識、進行單位互評安排、實際到單位稽核及瞭解實際的狀況、收集稽核結果、輸入資料、分析資料、追蹤低於指標閾值的單位，進行後續改善、搜尋文獻、比較醫院的成效、提出可能的改進措施，到最後的完成品管指標改進報告……。

——你是不是不想聽了，我知道，沒關係！

我只是想說，還是得介紹一下我的工作內容嘛，但得提醒有心想往品管護理師領域發展的學弟妹們，統計能力是相當重要的一環。因為在撰寫報告時，能發現問題、透過分析讓數據說話，是很基本的要求，也必須透過這些指標數據去追蹤，或修改後續相關政策，所以生物統計課就先別睡了吧。

## 推倒高牆，臨床與品管的合作契機

接下來，想跟大家分享一個有趣的經歷。記得幾年前有機會參訪美國幾家磁吸醫院（Magnet Hospital，這是一家標榜以多個優質元素建構友善職場，吸引護理師留任的醫院），它們設立專屬委員會與基層護理人員進行共同治理模式（shared governance），目的是縮小護理品管中心與護理臨床間的隔閡。

每個新制定的政策都會經由這樣的模式產生，而臨床護理師也能主動提出需修訂之品管項目。

回國後，我便與醫院護理行政長官們討論，設立類似的委員會這樣的概念，削減之前一直阻擋在護理品管與護理臨床的高牆，於是我們創建了「基層護理人員的品管及實

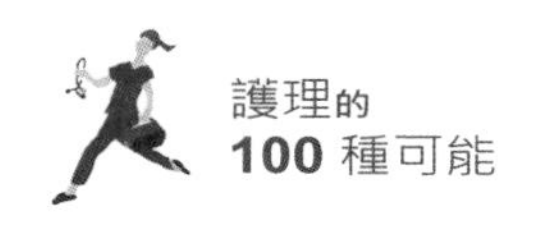


務委員會」，臨床護理人員可以透過委員會來發起所關注或困擾的品管議題，讓他們的聲音有機會被聽見，並且參與制定或修訂相關政策或規範。

這樣的合作模式迎來了新的契機，讓我們對於彼此又更靠近了一些。遠赴國外參訪，還有一個附帶的小收穫，當時在會議上看到國外使用預充式生理食鹽水（pre-filled saline），當下想到的是臺灣醫院規定禁止預抽生理食鹽水，因為考量如果保存不當，可能會有感控及安全上的疑慮，但臨床上確實有些時候就是立刻須要使用，或是大量使用，一支一支地抽真的緩不濟急。

所以順帶將這樣的好東西帶回臺灣和督導們討論，督導長開始與廠商接洽，現在這種預充式生理食鹽水已經普遍存在醫院各個單位，也很感謝院內願意持續引進這樣的產品，儘管勢必造成許多經濟成本的增加，但確實分攤了護理師部分的工作，大大減少發生錯誤的機會，以及提供更充裕的備藥時間。

## 學習宏觀，因感召而堅定前行

我還是滿懷希望，當大家讀完本文後，可以對我的工作內容有更多的瞭解，我常常認為如果護理的品管稽核表設計得好，也能在無形中達到教育功效，因為護理師在查看評核表單時，可以清楚醫院相關政策及標準，再將制式的教條融入日常照護之中。

過去十二年投入在品管護理上，占了我的護理職涯很大一部分，感恩這個角色讓我學習宏觀思維，更堅定要為臨床護理師發聲，努力爭取更友善的護理職場。

現在的我帶著品管護理師滿溢的能量，轉換為護理長的角色，繼續向前走，希望透過職位的轉換，讓我眼界更廣，突破自己的盲點，並為臨床護理人做更多事。

在這條路上，我們都得不停地反思，我也曾因讀完文獻後，發現國外有些不錯的稽核措施，便見獵心喜，以追求更好的品質管理，又或者當時認為這樣可以擁有更多數據、發現更多問題。就在我與行政主管分享這個新的想法時，一句「增加每一個評估或記錄，都要先衡量所付出的代價，會換來多少的利益或成果，因為我們寫出的短短一句話，都會大大地影響護理師的工作日常！」簡直是一語驚醒夢中人。

回歸初衷，最高理想是希望讓護理工作流程，兼顧病人安全，並且將標準流程簡化，但是當我渾然忘我地拼命衝刺時，卻忽略了護理人最重要的感受與工作負荷。

護理對我而言，不只是一份工作，而是感召（calling），我願意為護理努力，無論多麼艱辛，所獲得的成長將無法計量，也是讓我持續進步最重要的養分。

## 作者簡介

# 林鳳蓮

#超級正向的護理 #護理有你真好 #護理人有你真好

品管專責護理師／護理長

### 學歷這件事

二〇〇一年 私立輔仁大學護理學系學士
二〇〇五年 國立臺北護理健康大學旅遊健康研究所碩士
二〇一六年 國立臺北護理健康大學護理學研究所博士

### 資歷這件事

一九九六～二〇〇五年 臺大醫院內科加護病房護理師
二〇〇六～二〇一八年 臺大醫院護理部品管專責護理師
二〇〇九年 美國密西根大學護理學院訪問學者
二〇一八年 臺大醫院代理護理長
二〇一九年～迄今 臺大醫院護理長

### 值得嘴的事

二〇〇五年～迄今 臺灣護理學會審查委員；
二〇〇六年～迄今 臺灣護理學會會員代表；
二〇〇六～二〇〇九年 臺北市護理師護士公會會員代表；
二〇〇五年～迄今 發表九篇同儕審查文章（三篇ＳＣＩ），發表十篇文章於專業研習會；
二〇〇四、二〇〇七、二〇一三年 臺大醫院護理部優良護理人員；
二〇〇八年 臺大醫院感染管制中心手部衛生最佳推手獎；
二〇一五年 臺北市護理師護士公會績優護理人員。

### 給讀者的話

護理人一起努力，讓護理更好、更專業。
Love your neighbor as yourself.（要愛人如己）《舊・利》19:18

# 05

# 葉教授的助理

體外循環師 **蔡孟佑**

因為生理性別而被病人發「好人卡」，但同樣都是生理男性的醫生可以，為什麼男性護理師就不可以？漸漸瞭解到，只要展現自己的護理專業，還是可以慢慢建立起互相信任的護病關係……。

身為生理性別是男性，在護理的求學和工作中，都會受到許多關愛與關注。

當初會選擇這個科系，單純只是因為能習得一技之長，而護理對我來說，就是一份專業，可能因為姊姊也是護理師，很能夠體會這份工作上的勞心與勞力，以及需要更多人力投入這個領域，來緩解所謂的「護士荒」。

## 因生理性別，頻接好人卡

開始念護理系之後發現，它和其它科系相比起來，除了正課以外，最重要且精華的就是臨床實習時數，而且這樣的臨床時數一個學分通常一學期會佔去八十小時以上（每個學校有各自規定），或是還得加上寒暑假到醫院實習，真的是一門非常著重實際操作的學科。

然而「習慣被發卡」這件事，從實習就開始了！某些特殊科別，病人一聽到是男性實習護理學生，就立馬婉拒接受照護，像是外科病人難免需要傷口換藥，若是開刀部位在一些比較敏感的區域（例如：胸腔、臀部、會陰部），通常遭到女性病人的拒絕是常態。

剛開始覺得挺崩潰的，接下來幾週該怎麼度過？不免擔心真的進入臨床時，勢必也會不停地遇到這種窘境，實習時的指導老師會陪同參與並且宣導民眾，護理師也是極具專業的角色，同樣都是生理男性的醫生可以，那麼為什麼男性護理師就不可以？

後來漸漸瞭解到，只要展現自己的護理專業，還是可以慢慢建立起互相信任的護病關係。

即使一開始雙方存在一些刻板印象，可能認為男生不適合當護理師，內心覺得怎麼可以這樣性別歧視（真的是性別歧視，什麼「男生動作都很粗魯」、「男生換藥感覺很隨便」等等），帶著這樣的誤解而半推半就，但隨著接觸頻率增加，進而互相瞭解而懂得互相欣賞，類似這樣的翻轉，不停地在我的護理職涯上重複一次又一次。

但是也有病人堅決不讓男性護理師照護，如果真的非常堅持，我們當然只有尊重，畢竟對某些人來說，性別就是一道無法跨越的鴻溝。我只是覺得很有趣，婦產科的男醫師那麼多，大家就不在意，不是頗為矛盾嗎？

## 專業優先，能力與性別無關

醫療人員應該用「專業」來優先考量，而非取決於「生理性別」，如果大家都能用這樣的眼光看待醫護工作，就沒有這些不一致的矛盾了。

因為臨床能力與性別無關，卻和工作熱忱與人格特質息息相關。但某些科別卻特愛男性護理師，沒錯，就是急診、精神科、開刀房跟骨科，在許多花費力氣的工作上，Yes, men can help!

男性護理師還有一個和女性不同的地方，通常畢業後需要先服兵役，我覺得在軍中擔任軍官和在醫院從事臨床護理師，有蠻大的差異性。

可能因為照護的群體都是男性，沒有什麼好害羞或拒絕，工作環境倒是理想的狀態。畢業後，面試醫院的過程，附上兵役證明是基本要求，所以在選擇醫院上就很受限，或是錄取後要跟醫院簽定合約（賣身契），那時的我懷著滿腔熱血，躍躍欲試護理臨床工作，於是在校園徵才時選擇離家較近的醫院就職，那時候很流行「錢多、事少、離家近」的就業原則。

護理工作「錢多事少」可能很難，但至少可以擁有「離家近」的優勢，因為臺灣最美的風景除了人，就是健保制度，為了普及這項德政，臺灣醫療院所密度之高，用以下數字來略作說明——

根據二〇一四年的統計資料顯示，國內連鎖便利商店總共有一萬〇一百三十一家，而醫療院所（包括診所）更多，共有二萬一千七百一十三家。

換句話說，國內醫療院所的密度，比起連鎖便利商店整整高出兩倍之多。

曾去過國外旅遊的人，都可以知道臺灣的便利商店有多「便利」，用這種方式來加以比擬，是不是對於臺灣的醫療便利性更有感了呢？

所以選擇家裡附近的醫院不是難事，但困難的是，醫院不是我喜歡的那種照護模式，在此親身體驗到畢業生的現實休克（reality shock），小至護理臨床做事方式及習慣，大至醫院的標準作業規範，以及有相當嚴重的學姐妹（弟）制。

整個臨床上根本沒有看到學長，也不禁好奇，是不是男性真的不適合走臨床，不然人呢？怎麼一個也沒看到。

## 新人起步走，記憶體空間不足

這種病態的「前輩制度」是個人最不欣賞的護理舊習，新人必須包辦所有的雜事，例如：每小時得幫全部病人繪製生命徵象單張（真的是手繪唷！所以我們口袋裡的三色原字筆是標配）、每小時幫全部病人倒尿且洗尿缸、補全部的工作車（想到就氣），這根本就是欺負新人，但護理行政者就這樣睜一隻眼、閉一隻眼，縱容這些不合理的潛規則。

後來，我確實因為適應不良或是不想適應，直接逃離了那個魔鬼醫院，趁著這段期間，先給自己冷靜期，完成兵役上的未竟之事。

服完兵役之後，還是決定遠赴臺北求職，至少實習期間並沒有遇到那些狗屁倒灶的事，很幸運地進入第一志願序的醫院，也是真正開拓護理專業的第一扇窗。

那時候被分發到心臟血管外科加護病房（Cardiovascular surgical intensive care units）

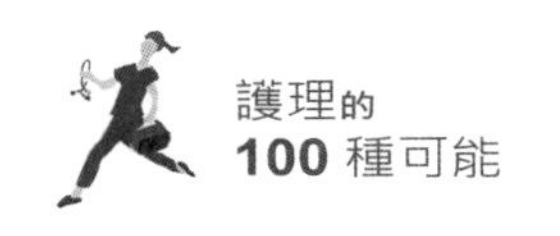


擔任護理師，單位內主要都是以開心手術（Open-heart surgery）為主（不覺得聽起來就很開心嗎？），因為常常在美劇或日韓劇中，看到許多像神一樣的外科醫師，因此相當興奮能成為其中的一份子。

我的工作內容雖然不是開刀，但從病人手術結束後就開始進入到我的管轄範圍，運送他們到加護病房，開始執行麻醉後評估，並架設許多儀器來監測、維持病人生命徵象。加護病人床邊的機器，包括心電圖（Electrocardiography）、呼吸器（Ventilator）、連續性靜脈血液透析（Continuous Veno-Venous Hemofiltration, CVVH）、肺動脈導管（Swan-Ganz catheters）、動脈血壓、血氧濃度等，真的就像電視劇演的那樣，看過去一整片機器海。

因此，相當重要的專業能力，是搞懂每個儀器到底在幹嘛！還有它們如果「逼逼」叫，該怎麼因應和處理，不僅要有很強的學理知識，還必須熟知各種常見強心劑藥物，以及心律不整藥物濃度的計算和用法，嚴謹監測病人輸出入量和完整的身體評估，光是學習這些就夠搞垮新人了，小小的腦袋瞬間記憶體空間不足！

當然最基本的功夫也不能省，得協助病人沐浴、翻身、傷口照護，以全人照護為中心目標。

說到這，你是不是就可以理解，為什麼加護病房（intensive care unit, ICU）護理師一個人只能照顧兩位病人的配置了。在這些常規之外，也會有許多無法預期的突發狀況，例如病人發生心臟驟停（Cardiac arrest）、心包填塞（Cardiac tamponade）、術後大出血等，只能說遇到這些事就是「一回生二回熟，三回就見怪不怪」，因為你會知道還有四五六七八回……。

我們所能做的事就是搞熟急救流程，一旦發生狀況時，先把急救車及電擊器推來stand by，單位內還備有一台工作車，裡面裝著基本開胸需要的器械和醫材（Re-open戰車），以及頭燈、電刀等。你猜對了，必要時，我們會在ＩＣＵ直接開刀來處理棘手的狀況，讓ＩＣＵ一秒變開刀房，這時候的「開心」手術就沒那麼開心了，因為在病況危急時所做的緊急處理，能不能救得回來，沒有人說得準，但是唯有盡力才能無愧於病人和家屬，以及生命本身。

## 加入體外循環師，點燃久違護理魂

這樣的ＩＣＵ體驗，確實讓我在急重症照護上厚實了自身功力，同時累積了許多心臟血管相關的專業知識。

機會真的是給準備好的人，某天剛好聽到體外循環（Bypass）團隊有一項職缺，以前只是在教科書上看過，或是聽醫師和學姐說過，現在終於有機會可以參與其中，我的護理魂又開始燃燒起來。

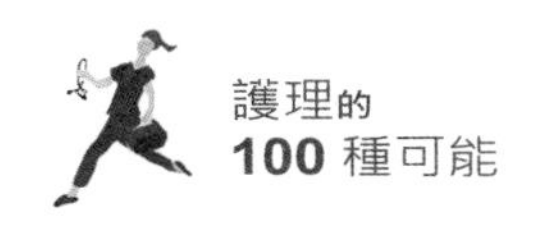


雖然是陌生未知的領域，但我願意嘗試與學習。每一個手術能夠順利地進行，仰賴的是各個小螺絲釘各司其職一起協力完成——

先是麻醉科醫師及護理師負責麻醉業務，讓病人在手術過程中能夠達到無痛覺、無知覺、失記憶、不動作的原則，且依術式需求，建立相關導管來維持病人的生命徵象；開刀房護理師協助準備器械、導尿、確認醫材備妥，以及保護病人避免在長時間不動作時，也不至於產生壓瘡，不是他被麻醉了，就沒有照護需求，此時得仰賴專業團隊先替他規劃並達成這個過程中的照護需求；住院醫師和開刀房專責護理師則協助病人擺位、消毒、鋪設無菌區，並協助手術進行；體外循環師（我的現職）負責架設體外循環管路並預充、校正機器，以及準備相關醫材……。

關於體外循環（Cardiopulmonary Bypass, CPB）大家可能相當陌生，接地氣地說，就是常上媒體的「葉教授」或是「葉克膜」（Extra-Corporeal Membrane Oxygenation, ECMO）。

它是利用人工心肺機（Heart-lung machine）運作，在術中代替心臟與肺臟做功，提供給各器官血液，簡單解釋一下原理，就是將導管建立在上腔靜脈及下腔靜脈（或是右心房），靜脈血引流而下，再經由幫浦將血液輸送至氧合器，最後將氧合過的血液打回病人主動脈，因為在心臟手術中，一直跳動的心臟無法開刀，必須先讓心臟停止跳動，因此需要有代替心臟的「幫浦」，以及代替肺臟的「氧合器」，然而葉克膜運送相較人工心肺機方便，且能夠運用在急重症，但操作上需要有專職負責人來管理「葉教授」的大小事，而我就是其中一位體外循環機器的技術員，簡稱體循師（Perfusionist）。

## 晉升體循師，掌管「葉教授」大小事

開刀時，我們就像是醫師的心腹兼左右手，因為彼此間需要相當程度的信任關係，在手術開始前與執刀者溝通討論，建立管路位置。

手術進行時，執刀者埋頭苦幹，專心地進行切開及縫合動作，無暇頻頻抬頭關注生命徵象，此時所有生命徵象皆由體循師掌控，維持血液流量（Blood flow）穩定，且提供病人適當心輸出指數（Cardiac index）、評估病人血液動力學是否恰當，術中監測血液氣體分析（Blood gas），給予酸鹼矯正，並監測各離子濃度，心臟停跳執行主動脈阻斷（Aortic cross clamp）協助灌注心臟保護液於冠狀動脈，以提供良好的心肌保護，控制病人核心溫度達到低溫減少氧耗，監測病人活化凝血時間（activated clotting time, ACT），術式完成後，將各項參數矯正為正常，釋放主動脈阻斷後血液重新注入冠狀動脈，心臟便重新復跳，待各方面準備就緒，病人能夠維持穩定血液動力學，即可慢慢準備脫離體外循環。

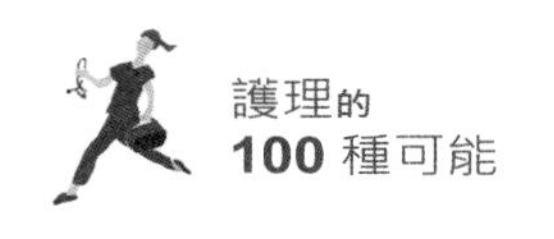


除此之外，體外循環師要非常雞婆地幫忙監督各方面，或是環顧四周，隨時協助團隊成員。

團隊溝通其實是很有趣的一件事，因為醫師們在說話時很喜歡中英台夾雜，所以必須釐清現在到底是哪幾種語言在使用，例如：有時候醫師討論病人之所以靜脈引流不佳，它可能會說 Heart 太脹、Drain 下去點、囥幾瓜落去（閩南語），因此體外循環師的訓練也包括與醫師的默契（理解醫師想表達的內容，獲得信任，並安撫醫師讓他安心開刀）。

寫下這篇文章，一方面鼓勵學弟勇敢進入職場，另一個重點就是介紹我的工作。

臺灣目前每年約有七千人次的開心手術，以及二千人次的葉克膜使用個案，但目前全臺灣的體循師僅有兩百三十位。若是想要擔任體循師，必須具備十四類國考醫事人員的資格才能受訓，現以護理師居多，其他包括醫檢師、放射師和呼吸治療師等，也能報名受訓。

不過，還必須先參與中華民國體外循環學會舉辦的課程，以及醫院臨床訓練，結訓考試合格後，也僅能領取學會頒發的證書，正因為目前仍沒有其他正式的證照，是唯一比較可惜的地方。不過，我相信如果有越來越多人加入這樣的專業團隊，走向專業證照化，將是指日可待。

## 作者簡介 蔡孟佑 Damon Tsai

外科部體外循環護理師

**學歷**這件事

二〇一〇年 國立苑裡高級中學畢業
二〇一四年 義守大學護理學系畢業

**資歷**這件事

二〇一六～二〇一七年 臺大醫院心血管外科加護病房護理師
二〇一八年～迄今 臺大醫院外科部體外循環師

值得**嘴**的事

一九九一年～迄今 上好自助餐打雜／水電／油漆／包通／會計……，
二〇一六年 Acute Myocarditis（急性心肌炎）。

給**讀者**的話

Ordinary is extraordinary!（平凡即是非凡）

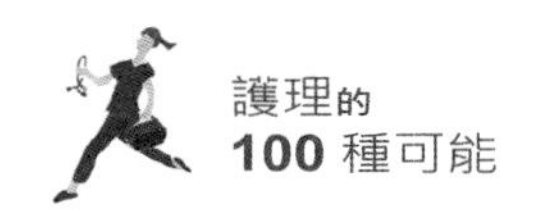


# 06

# 養兵千日，用在一時的感染管制師

感控護理師 **林聖芬**

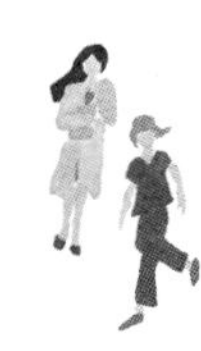

「欸，感控來了，趕快洗手！」護理站的護理師小聲地提醒對方。洗手查核，是感管業務裡最基本的一項，人人都會洗手，但有沒有洗好才是重點。魔鬼往往就藏在細節裡，感管師就是要習慣從細節裡觀察，把每個小地方做好，才可能會有最安全的醫院環境。

許多成家後的護理師常遇到的抉擇，就是要繼續留在臨床輪班，還是找一份正常上下班的工作？為的就是小孩出生後，能夠兼顧家庭的考量。

我也不例外，當過洗腎室護理師、衛生所防疫人員，最後還是回到醫院當感染管制師，一待就是八個年頭，這一切就像是命運的安排……。

## 感染不可控，首推「敢管師」

感染管制護理人員是一個大家比較不熟悉的護理職位，也有人稱感染管（控）制師，或是簡稱感控師、感管（敢管）師，我個人偏好稱自己是「感管師」。

不只是因為諧音，而是認為感染無法被「控制」，必須根據平時收集的數據進行分析，再制定相關管理計劃與措施，加上「敢管」的執行魄力，才能真的把感染「管制」起來。

因為傳染病會與時俱進，醫療人員平常忙於個人專業領域，有些感染新知不只是感染科醫師知道就好，必須有人負責推廣、教育與評估效果，這是我對於自己職業上的認同。

但說真的，進入這個領域之前，只知道當一名感管師需先取得感控專業證照，而且每間醫院依據規模，在編制上還有固定名額限制。早在四十年前，美國等其他先進國家開始針對醫院內的感染管制設立相關規定與措施，當時臺灣的感染管制並沒有受到醫院重視，更不用說成立感控中心或專責人員負責該項業務，持續監測院內感染相關指標。

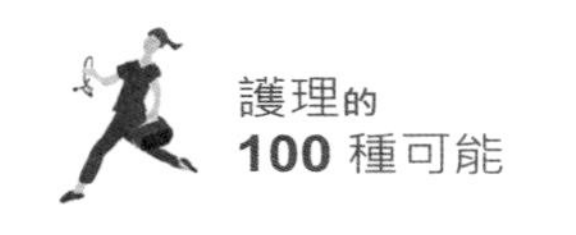


## SARS爆發，重新檢討感控知識

直到二〇〇三年的SARS（Severe acute respiratory syndrome）爆發，當時因為沒有良好且確實的感染管理制度，造成大規模的院內感染，原本應該提供照護的醫護人員反而淪為病人，就是因為連醫護人員本身的感控觀念都有待加強，醫療系統如滾雪球般崩潰。

失去許多寶貴生命之後，醫界、政府開始展開檢討，同時制定感染管制項目，納入醫療評鑑重要指標：「應設立感染管制單位，聘有合格且足夠之感染管制人員負責業務推行」，規定每三百床以上的醫院所配置的管制人力，應包括專任感染管制護理人員一人以上；但若二百九十九床以下，則是專任感染管制護理人員一人。

除了專業證照取得，每年都還要上滿感染學會規定的學分數，因為唯有足夠相關的感控知識，才能做好醫院內相關的感染管制業務，這是身為感管師的入行基本款。

「欸，感控來了，趕快洗手！」護理站的護理師小聲地提醒對方。

洗手查核，是感管業務裡最基本的一項，人人都會洗手，但有沒有洗好才是重點。

拜科技所賜，以前只能用肉眼觀察，現在採用紫外線燈佐螢光物質的方式來檢視，更加客觀又明確。而且為了讓大家不要忽略任何洗手步驟，感管師還要發揮創意想slogan，幫助大家記憶，並且製作文宣，提醒大家洗手是多麼重要的小事。

魔鬼往往就藏在細節裡，感管師就是要習慣從細節裡觀察，把每個小地方做好，才可能會有最安全的醫院環境。

## 環境監測，感控業務的重要課題

醫院是最容易且聚集最多細菌病毒的地方，也因為如此，醫院環境確實比其他地方「髒」了許多。這個髒，並非髒亂，而是髒的程度和等級提高了！

新聞常說的「超級細菌」（superbugs）就是有著各種抗藥性（Multiple drug resistance, MDR）的菌種，這些超級細菌不常出現在其他地方，卻是許多醫院的常客，所以「環境監測」就成為感管業務的重要課題。

我所服務的醫院很重視病人出院後的大消毒，感管師會先以專業角度提供清潔單位清潔的原則，與單位共同制定出可行的清潔方式，清潔人員依據標準清潔方式進行環境整理，結束後我們會透過 ATP 冷光法（adenosine triphosphate [ATP] bioluminescence assay）檢驗清潔後的病房，若發現檢測數值超出設定標準，可以立即回饋清潔人員需要再加強清潔的地方，這樣的原則類似透過紫外線燈檢查，洗完手是不是還有沒洗乾淨的地方一樣，客觀又有效率。

另外，像是各種血液、尿液、痰液、手術傷口，以及各種管路的培養監測，也是感

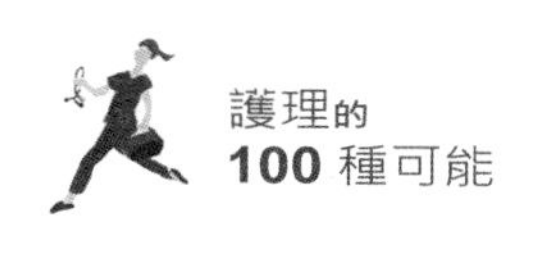


管師的日常工作，統計數據、製作報表、查詢文獻和更新感管新知，簡直是家常便飯。

近年來很夯的組合式照護（Bundle care）為的就是降低因管路而造成的感染，一旦管路感染，不僅耗費住院時數與醫療資源，最嚴重的情況，當然是導致病人死亡。

本院因為照護的族群較為特殊，多為免疫系統低下的癌症病人，因此更需要密切監視，一旦有異常情況要儘早跟臨床主管反應，甚至要討論對策，以避免擴大傷害。

以下為老林賣瓜時間，以青黴烯類抗藥性鮑氏不動桿菌（Carbapenem-resistant Acinetobacter baumannii, CRAB）感染率來說，因為嚴格執行隔離病室的隔離與環境清潔措施，因此一旦發現CRAB病人，會立即在兩小時內採取行動，所以本院CRAB的感染率遠低於各大醫學中心。

在這裡要表述的是，感染管制要做得好，不只是推行對的政策，更需要高層的支持與臨床配合，三角缺一不可。

## 歲月靜好，負重前行

二〇二〇年經典名句：「你的歲月靜好，不過是有人替你負重前行！」這裡的「有人」泛指所有的防疫、醫護人員，以及許多幕後的工作人員。

從二〇一九年十二月，中國大陸爆發武漢肺炎疫情（後命名：嚴重特殊傳染性肺炎，

COVID-19），二〇二〇年一月二十一日臺灣正式出現第一起境外移入確診病例，同年一月二十八日出現本土確診首例，其後感染個案數以驚人速度快速成長，在同年三月底時確診病例已達三百例，造成社會上的恐慌。

當時，本院的感染管制中心早在二〇一九年底，開始緊迫盯著各種疫情資訊，同時也先啟動急診的緊急演練，為的就是讓沉寂已久的危機意識再度甦醒，緊急演練的過程中，我們特別注意醫護人員有沒有正確穿脫隔離衣與相關護具，因為這是防疫會不會出現破口的重要關鍵之一。

在SARS之後，幾乎每間醫院都將此項技術列入醫護人員每年需練習的項目裡，當疫情發生時，正確穿脫隔離衣，是第一線醫護最重要的保護措施，此時考驗的就是平常累積下來的練習成果。

COVID-19疫情爆發的前三個月，本院防疫小組每週甚至每天，幾乎都在開會討論各項應變措施，隨著政府的滾動式防疫政策而全力配合，不得不朝令夕改，因為我們的策略必須要Up To Date。

記得那幾個月，幾乎每天泡在醫院的時間都超過十二小時，不僅拋夫棄子上班，回家後公務手機還要隨時待命，以防臨床有突發狀況。你問我苦不苦，老實說真的累，但因為都是為了醫院員工與病人安全，全院員工也都參與各式防疫工作，甚至全臺醫院無一例外，大家努力的結果就是現在臺灣成為國際防疫的模範生，這樣想好像就沒有那麼苦了。

## 精準感控，共同提升醫護環境

感管師的工作，真的包羅萬象又富有挑戰，任何跟「感染」沾得上邊的，都屬於感管的事務。但我不是要抱怨這個工作有多辛苦、多「阿雜」，因為每個工作都有辛苦的地方。

正因為感管的多元，同時深具挑戰性，讓看似一成不變的工作變得有趣，像是跟臨床醫護人員共同進行專案討論（例如：PDCA），透過跨部室的合作使大家有更多機會瞭解彼此。

雖然不用第一線照顧病人、衛教家屬，但更多時間是在與各單位溝通，教育的對象變成了醫療人員，更需要實證用以佐證所制訂的感染管控措施，如果自己不能說話有所本（科學文獻），或是缺乏獨立思考判斷能力，如此將難以說服各大醫療專業人員，也無法擬定可行計劃來解決臨床問題。

成功別無他法，只能透過不斷學習新知，以增進自己的實力。雖然我也曾經一度想放棄感染管制的工作，但很慶幸後來找到好的棲息處與主管。

感管師的獨立性與專業性，不同於護理臨床工作，因為身為醫院制定策略的決策者之一，所以更能使用不同角度看待醫院經營與臨床運作，這真的是蠻難得的經驗，期望未來能有更多護理人才投入感管專業，讓臺灣醫院環境更加安全與進步。

## 作者簡介

林聖芬

# 喜劇家

養兵千日，用在一時的感染管制師

**學歷**這件事

二〇〇五年　臺灣大學護理學系畢業

**資歷**這件事

二〇〇六～二〇〇七年　臺北榮總胸腔內科護理師

二〇〇八～二〇一一年　安德血液透析護理師

二〇一一年　臺北市信義區健康服務中心防疫人員

二〇一二～二〇一七年　臺北馬偕醫院感染管制中心感染管制師

二〇一七年～迄今　和信治癌中心醫院感染管制師

值得**嘴**的事

二〇〇八年　通過美國加州NCLEX護理師執照考試。

給**讀者**的話

感染管制，人人有責！

你的歲月靜好，不過是有人替你負重前行。

# 07

# 請看燈號，請勿爆衝！

門診護理師 **吳凱榛**

門診工作的護理師，很像是協助福爾摩斯（醫師）辦案的華生，醫師常常需要透過病人描述自己的症狀，釐清病因或找出引起症狀的原因。

個人相當喜歡參與這種「辨案」過程，可以藉由醫師在調查病因的思考邏輯中，瞭解為什麼有這樣的症狀或徵象……。

之所以進入護理界，主要推坑者還是我的爸媽！

只因他們生了七仙女，常常聽到掛在嘴邊的願望：「唉，如果妳們有一個人去當護理師，那該有多好？」老一輩的人總認為年紀大了，常跑醫院一定是無法避免的事，若家裡有一個醫療相關人士，應該會很有幫助吧。

那麼為什麼是我？可能只有我把爸媽的許願聽進去吧，或是我的聽力比較好（？），總之，從此就踏上這條不歸路。

## 身處臨床戰場，內建千里眼和順風耳

雖然這條路看起來是被動選擇，但慶幸自己有聽從爸媽意見，因為我還蠻喜歡與人交談，「哈拉」功力在沒進入護理的磨練前，對我來說已經駕輕就熟。

護理臨床工作真的很辛苦，不能每天打扮得漂漂亮亮（我也沒在追求），當你身處臨床戰場，一回神照到鏡子都會自己嚇到自己。

尤其在那個有護士帽的年代，常常不是帽子歪一邊，就是帽子不知道什麼時候掉在哪？又或是進行急救時，把護士帽掉滿地上早已司空見慣，所以當醫院決定取消戴護士帽的德政時，真的是舉雙手雙腳贊成。

當小護士（資淺護理師）的時候，常常聽資深學姐說去門診有多好多好，多麼適合養老，等到身心俱疲時就可以轉調門診享清福。因為門診護理工作環境單純、輕鬆，只要按按燈號、請病人進來，That's all！但，真的是這樣嗎？

當我有機會轉調門診時，覺得好日子就在不遠處，直到真正開始在門診工作時，這才發現事實沒有想像中的輕鬆簡單。

在門診擔任護理師，最好內建一副千里眼與順風耳，因為眼觀四面、耳聽八方是很基本的能力，隨著時代、科技的演進之下，現在門診護理師開始有了「臉孔辨識」的功能（iPhone 根本抄襲我們嘛）。

門診最常發生的現象是，當我開始叫某位病人的名字時，最高記錄同時有八個人舉手，有些是同名同姓、有些是陪看病的家屬，陣容之龐大，小小診間瞬間人口密度爆表，每位關心病人情況的家屬，深怕漏聽從醫師金口吐出的一字一句，整天下來面對的人數常常高達百位以上。

## 稱職「華生」，協助辦案

以前在病房工作，照顧的病人多半已經有明確的診斷與治療方式，所以對於什麼病人做什麼處置或檢查，都有一定邏輯可供理解。

但在門診就不同了，我們很像是協助福爾摩斯（醫師）辦案的華生，醫師常常需要

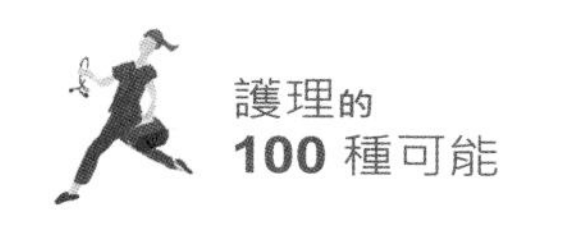


透過病人描述自己的症狀，釐清病因或找出引起症狀的原因，所以病人在整個門診期間必須來來回回進出診間，因為他們可能需要先去做檢查或是抽血（蒐集更多線索以釐清病情），再回來跟醫師討論檢查結果，以及進一步處置。

個人相當喜歡參與這種「辦案」過程，可以藉由醫師在調查病因的思考邏輯中，瞭解為什麼有這樣的症狀或徵象，而給予這些檢查或檢驗項目，也因此對於很多疾病有了更深一層的瞭解與認識。

久而久之，我也能給身邊家人朋友一些醫療上的專業建議，特別是當他們不知道自己該掛哪一個科的時候。

其中，「病人辨識」是門診工作非常重要的一環，單憑一面之緣記住病人真的太困難，而我們又需在他們做完檢查再回到診間時，清楚知道他是哪一位、做完什麼檢查，且在適當時機讓他進去與醫師完成未結束的門診。

假如門診護理師沒有強大的臉部辨識功能，以及足夠的記憶體時，常常會被病人搞到懷疑人生，根本搞不清楚誰是誰了。

萬一不小心給錯單子，病人可能會做錯檢查或是抽錯血、吃錯藥等等，所以在標準流程中，我們必須不厭其煩地詢問病人的姓名與出生年月日（也希望病人可以不厭其煩地回答我們），這樣再三確認資料的目的，就是希望不要因為疏忽這樣的小動作，發生無法彌補的大錯誤。

## STOP！請勿插隊

相信我，我真的很能理解大家在門診「度秒如年」的感受，但也不可以就這樣隨便開門衝進來啊！

這樣的舉動非常不尊重正在看診病人的隱私，而且爆衝的理由無非是——「小姐，什麼時候才輪到我？」、「小姐，醫生怎麼看那麼慢？」、「我只是來拿藥，可不可以讓我先看？」、「小姐，我爸／媽很不舒服，可以讓他／她先看嗎？」

這並非我所能決定，當這些人看著我的同時，可知道我的眼角餘光正面對著他們背後千千萬萬雙眼睛。如果我一放行，就會換他們衝過來抗議——「他憑什麼插隊？」、「我們的時間就不是時間？」……，只要一不小心處理失當，被投訴也是家常便飯，這就是人生啊！

之前曾被病人在候診區指著我的鼻子：「真沒愛心，不讓我先進去看診！」腦海閃過OS：「如果這不是插隊，那什麼是插隊？如果這位病人不是情緒勒索，那什麼是情緒勒索？」

我當然想用理性和感性層面，循循善誘不可以有插隊念頭，但無論怎麼解釋，就是

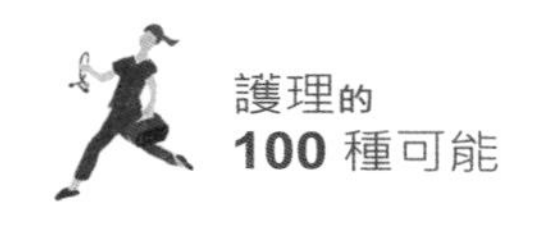


聽不下去，一直跳針式地怒罵我。

我也不是真的如這位病人所說的「沒有愛心」，很多時候也會視情況來調整看診順序，例如：有一次某位病人在候診區出現呼吸困難的現象，當然必須先進行第一線評估與處置，然後和醫師討論該病人的情況，評估先看診或是請家屬直接送病人到急診，類似這種非自願性的「插隊」，九成病人與家屬都能諒解。但不瞞你說，還是會有百分之一的人因為這樣的「插隊」行為跳腳，所以門診護理師的ＥＱ需要相當高，才能將大事化小、小事化無。

## 有博學，有多聞

除了上述能力之外，門診護理師也必須要「博學多聞」，這裡的「博學」指的是在醫院各科都有所涉略，因為你不是只單一固定跟某科別的診，有時候甚至會跨到十種以上的科別。

因此，每一個專科的常見疾病診斷與檢查，都是我們必備的專業知識，這樣才能提供每位病人個別性的護理指導衛教，以及注意事項（做這個檢查前要不要禁食、會不會過敏，或有無其他風險）。

在醫院裡面，病人常常會因為門診時間有限，或是剛剛在門診忘記問醫師，當他看到我們的時候就像看到了浮木，會緊抓住機會詢問許多與疾病或是藥物相關的問題，有些其實只需要協助他們釐清問題，或是提供適當的資源，就能解決困擾已久的疑惑，這也是令我感到相當有成就感的地方。

另一個支撐我繼續走在這條專業道路上的力量，來自病人正向的回饋。有一個令我印象相當深刻的病人，這位黃先生每個月都必須千里迢迢從臺南上來臺北看診，總是很準時地回診做檢查，也很有耐心地等候屬於他的燈號，並不會像某些來自外縣市的病人常常因為車票時間，或是自己舟車勞頓很辛苦等等，要求讓他們插隊。

某次在一個等待檢查的空檔，我跟他攀談了幾句，才發現他是從臺南上來，而且他的女兒其實也是醫師，所以他很能體諒醫護人員的辛苦，認為自己只是等待而已，沒什麼好抱怨或麻煩別人的事。

那天之後，我承認自己有更特別注意他每個月的門診報到，如果在不影響其他病人的序位上，盡可能協助讓他早點看完門診，早點回家休息。我們就這樣變成每個月見一次面的醫院好朋友。

但有一天，他應該報到的時間已經過了，卻遲遲不見他的蹤影，開始想可能火車誤點、可能在臺南也找到讓他信任的醫師等等，終於在關診前，他的老婆跟女兒出現了，但還是沒看到黃先生本人。

心裡正納悶時，他老婆說：「我先生已經離開了，在臨終前還特別交代，要我轉達

告訴妳，很謝謝妳給他的『特權』，也很謝謝這段時間的照顧與陪伴。」當下的我紅了眼眶，完全說不出半句話，也不知道要怎樣安慰對方比較好，只好說了一句：「加油，好好保重！」看著她們離開的身影，我知道黃先生不會再回來了，也很意外我們這些很平凡的小舉動，竟然可以讓他們有這麼大的感動。

## 只要認真，路不會白走

門診的護理歲月，一待就是十五年，可說包含了我最精華的青春歲月。門診的日子中，也常常被問想不想回到病房走走、換換環境？畢竟門診裡要處理太多雜事與閒雜人等，有時候一整天下來，嗓門都快吼破了。

但我很清楚自己也老大不小，無法再回到臨床輪值大小夜班，身體並不允許繼續任性地燃燒自己。但我確實也想換換領域，繼續學習新的技術與知識，所以去年開始請調到泌尿外科任職臨床技術員。門診經驗讓我進入新職位前，已經具備一些先備知識，上手也特別快。回想自己從一開始覺得待在門診是很不上進的事，現在反而很感激這些年門診的訓練。

路都不會白走，只要你有認真地走，在過程中努力學習與感受，這些都將內化成自己成長中很重要的養分。無論走到哪，只要願意好好發揮所長，都一定能展現該領域特有的護理價值。

作者簡介

# 吳凱榛 Wu Kai-Chen

# 羽球瘋狂愛好者

三軍總醫院泌尿外科臨床技術員

**學歷**這件事

一九九八年 耕莘護校畢業
二〇〇二年 康寧護專護理科畢業
二〇〇八年 元培科技大學醫務管理系畢業

**資歷**這件事

一九九八～二〇〇一年 樹林醫院護理師
二〇〇一～二〇一八年 三軍總醫院門診護理師
二〇一八年～迄今 三軍總醫院泌尿外科臨床技術員

值得**嘴**的事

專業執照
二〇一七年 通過中醫基本護理訓練課程；
二〇一九年 通過錄影尿路動力學技術員認證。
休閒娛樂
二〇一五年 臺北市中山青壯盃羽球錦標賽第三名；
二〇一七年 華江盃羽球錦標賽第二名、運動城市盃羽球第二名；
二〇一九年 大臺北羽球聯盟系列賽第二名；
二〇二〇年 內湖盃羽球錦標賽第三名。

給**讀者**的話

多多聽心裡的心聲，會走出不一樣的人生。

# 08

# 一甲子的等待

麻醉科護理長 **陳薇君**

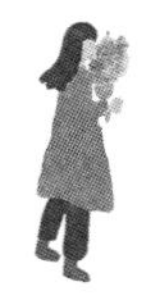

老師當年那句：「妳很適合做麻醉」的聲音，再次佔據腦海。

於是，就這樣隻身來到陌生的臺北，進入臺大醫院接受為期一年的訓練，過著自己交學費，沒薪水、吃老本的生活，只為實踐成為麻醉護理師的夢想……。

麻醉醫學的發展始於一八四六年，最早是以草藥和鴉片來減輕外科引起的疼痛問題，而臺灣則是到一九四五年後，才有較完整的系統性研究報告。

由於麻醉醫學技術的演進與快速發展，麻醉專科醫師卻嚴重短缺的年代，有效的因應措施是大量培訓麻醉護理人力，來協助當時的醫療需求（當然麻護的專業知識遠不及麻醉科專科醫師，只是當時的時空背景確實如此）。

## 一甲子的歷程，卻無正式職稱？

一九五八年，臺北榮民總醫院王學仕醫師首創了「麻醉護理培訓班」，奠定了麻醉護理師參與臺灣麻醉發展的歷史定位。

但是光陰荏苒，一甲子過去了，或許曾經聽過這樣的稱呼——「麻醉護士」、「麻姐」、「麻醉技術師」，又或是當今麻醉醫師們最敏感介意的稱呼「麻醉師」，這麼多的稱謂其實都指向同一件事，麻醉護理師這六十多年來的存在事實，卻從來沒有一個正式的職稱身分，有如邊緣人般「妾身不明」地遊走各醫院的醫技部門或護理部門。

而我就是一位參與麻醉護理工作三十多年，歷經不同養成教育，卻歸建於醫技部門的麻醉護理師，或許可以從我的學習成長歷程，反映出與我一樣以麻醉護理為職志的辛苦追夢過程。

一九八六年的夏天，結束了臨床實習，回到學校接受護理師考照的複習課程，在等待畢業、努力讀書的某日午後，同學突然叫住我：「導師找妳！」這時腦海浮出許多問號，心想我應該沒有做錯事吧？

## 執意無悔，走向「麻醉」之路

帶著忐忑的心，來到了導師辦公室。

恩師詹麗雪老師看到我，就拿出一份報紙剪報，並說：「下個月臺北榮總有一個考試，我覺得妳很適合走麻醉！」當時我腦中的「？」變得更大了，心裡自問：「麻醉護士是什麼？」

魯鈍的我，儘管已完成了手術室的實習，對於麻醉護士這個職務角色，仍然一無所知，甚至從無察覺在手術室裡還有這號人物的存在。

於是，我將老師提點指引，帶回去與父母討論，在父母親不捨我從高雄遠赴臺北學習而作罷，但這份期許埋下了祝福的種子，一年半以後竟然實踐了這個夢想，真的投入麻醉工作三十逾年，迄今仍執意無悔，並且讓我更堅信「麻醉」真的是一個非常迷人的工作。

我的麻醉學習算是順利，雖然過程中有些小插曲，但這輾轉曲折的歷程，讓我更珍惜這份護理工作。

畢業後，如願進入喜歡的工作單位——產房，在此非常自在快樂，因為單位的工作氣氛融洽，學姐們熱心教學且好相處，以致於在工作之餘還可以學習古箏、壓花、攝影與咖啡調製，讓身心靈得到平衡，相當滿足。

但是某日午後，下班經過醫院的佈告欄看到一則「院內招考麻醉護理學員」的公告，觸動了記憶天線，老師當年那句「妳很適合做麻醉」的聲音，立即佔據了腦海，我還是很好奇為什麼老師會這樣說？到底麻醉護理工作和我之間的關連線在哪裡？我想知道。就算得放棄理想的工作環境，還要說服父母不理解的價值觀。

於是，就這樣隻身來到陌生的臺北，進入臺大醫院接受為期一年的訓練，需要自己交學費，過著沒薪水、吃老本的生活，實踐成為麻醉護理師的夢想。雖然經過了這麼多年，現在的我仍然會說：「投資自己的，永遠不會是浪費！」

## 重新學習，練就一身好技能

麻醉學習過程，經歷兩個不同的教育培訓模式。

先是來到臺南，當時全國具有麻醉專科醫師資格的麻醉醫師為數不多（依稀記得當時領有證照的醫師僅有四百多名），所以在擁有九間手術室的醫院裡，麻醉科的人力配置只有一位兼職的主任、一位專職的麻醉醫師，與九位麻醉護理人員（江湖上俗稱「麻姐」）。

顯而易見，在這樣的編制下，大多的手術麻醉工作多是仰賴麻醉學姐們獨立完成，所以在當時招收四位學員中的我，顯然就是一個小跟班（師徒制），跟著學姐們「做中學」，來增加自身的麻醉技能。

也因為是學徒，所有的麻醉工作在學姐的 cover 下，都會放給我們執行，因此練就了一身的好技能，無論是氣管插管、動靜脈導管設置與脊髓麻醉等。但是在麻醉相關學理知識上的學習，就顯得嚴重匱乏且不足了。

學習期間，看到學姐們的超高技能與不可一世的自信，一直是我們敬畏有加，卻敬謝不敏的距離，她們走路有風的氣勢，讓後面接續交班照護的護理單位或外科醫師們都需禮讓三分，就在這樣強勢與學姐們各立山頭的工作氛圍下，總有做不好或做錯事的挫折感（都快忘記我也曾是單位的優良護理師，以及曾是帶過實習生的學姐，人格貶抑到幾乎忘了自身的價值）。

在缺乏學理教育訓練下，面對臨床麻醉危急情境處置時，常有不知所措，或知其然卻不知所以然的心虛感，於是我們其中三位學員決定自費到臺大醫院重新學習。

## 如逛大觀園，從初生之犢到戒慎恐懼

臺大醫院真是臺灣執牛耳的醫院，一個人才資源豐沛的地方。走進麻醉科看到從未使用過的強大新穎的麻醉機，猶如劉姥姥逛大觀園，讚嘆著：「每台麻醉機都有呼吸器耶！」

這裡的每個監視器都有自動血壓計（我們用的是俗稱「紅心肝」的音波傳導片，放在手肘動脈處用壓脈帶包覆著，經由一條長長的塑膠導管，在其頂端有著一個像聽診器的耳塞，可以放入耳朵內，每五分鐘以手動血壓計測量一次），而且第一次看到的血氧監測儀，以及可以自行檢驗的動脈血氧分析儀……。

無論是手術科別、手術房間數目、相關支援的硬體設備，都讓我們雀躍不已，因為有太多區域醫院沒有的東西，讓我們在已有的麻醉技能基礎下，能夠更從容、更寬廣、更清楚地規劃學習。

臺大的訓練課程有清楚的規章步驟，為期一年的學習裡，前半年每天都有半天完整的教育課程與半天臨床實作，後半年下放到開刀房內，有醫師、學姐直接指導臨床實務，經過一年的學習訓練、測試、評核，取得了訓練結業證明，終於在接受兩年半的學徒制與訓練班的學員生涯，於一九八九年七月正式成為了一名麻醉護理師。

走進臨床，在獨立執行手術麻醉任務後，才真正體悟到從「初生之犢」的勇敢，到

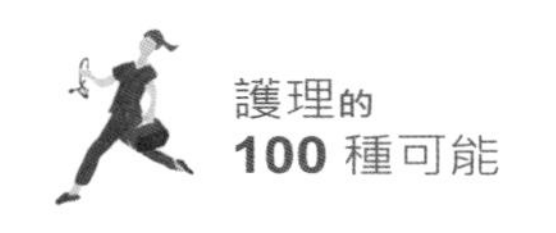


尊重生命「戒慎恐懼」的心路歷程。

「麻醉」是一個複雜且具有潛在高風險的工作，麻醉場域隨時都會有突發性的災難與挑戰，而麻醉護理人員是手術病人的第一線守護者，如何因應突發的緊急臨床情境（可能是困難氣道，病人的插管失敗、藥物過敏性休克、手術期間的大量出血、致命性的心律不整或儀器失靈等等），我們都必須有著熟練的技能、敏捷的反應，與獨立思考的能力，才能適時地展現效能，度過每一個危急的時刻。

尤其手術麻醉是一個團隊任務，我們不可以逞英雄主義，必須清楚自身的能力、職責定位，適時與外科醫師溝通病人的現況與可允許的麻醉限制（因為外科醫師常會依據手術的需要，而要求採以低血壓麻醉，或是不太合理的姿勢擺位，與不適宜的麻醉方式或處置等），我們需知道何時應回報麻醉科醫師，以及何時需啟動麻醉團隊支援作業。

所以，麻醉護理人員除了須具備麻醉照護知識外，還需要有「不畏權力」的勇敢特質與溝通能力。

## 敬畏生命，每一次都全力以赴

敬畏生命是一種醫療專業態度，所有醫療人員都需有此認知。

我們常有自信地依據自身經驗，為病人做決定或建議，但往往生命有其神秘不可控的決志，儘管按照正規的步驟、原則處理臨床問題，或許也已經動員了所有的人力資源，仍然可能看到一個生命正義無反顧地走向死亡，這份無助與莫名的自責（雖然無過失且已盡力了），都會讓我們久久無法抽離與釋懷。

記得多年前的某日夜晚，約莫十點多，接到同仁的來電，電話那頭是我單位的值班同仁，她以微顫抖的聲音告訴我：「阿長，跟您報告一下，今天晚上急診刀一下刀就大出血，我們……，經過急救處置後送去加護病房……。」她細數著當晚所有的經歷與忙碌過程，無論是備血、叫血、急救相關處置，我感受到了她的盡力、無助與恐懼（對於第一次在執行任務中面對死亡的時刻）。

當她說完，我接續回答：「有沒有被嚇到，妳已經盡力了！」當我說到此，馬上聽到啜泣聲，我想我們都期許自己是病人的守護者，有著高度的自信能力與責任使命去完成每一個被賦予的任務。但若此時，還是看到生命在我們面前一分一秒地消逝時，那是一種很深很深的無能為力。

相信我們的無助軟弱不會少於病人的家屬，因此，隔日我請求醫院心理醫師王金龍醫師的協助，為我們進行團體諮商輔導，讓我們有能力在未來遇到類似情境時，可以冷靜面對並儘速復原，重新建構與肯定自我價值，能正面積極地照顧好每一個被託付的生命。

## 團隊互助，建立革命情誼

團隊互助是麻醉訓練中很重要的一環，也是單位成員間深厚革命情感的基礎。經由不斷的測試訓練，我們有堅實的默契與迅速支援機制，在每一個危急情境的緊急呼叫過程中，能夠依據個人的經驗覺察與判斷能力，各司其職地快速自動卡位，這種神奇的「自動上鍊」機制，是我們足以為傲的成果，也是確保病人的安全之鑰。

因此，手術麻醉過程中扮演無名英雄的角色，應是麻醉護理師的最佳寫照，然而，在資訊媒體充斥著「臺灣沒有麻醉師」的聲浪中，幾乎忘卻了在過往的六十年、麻醉醫師短缺的年代，一群麻醉護理師曾有的努力貢獻。

我們一直都是麻醉醫師們最忠實、最有助力的工作夥伴，總能盡本分地完成麻醉醫師監護下所賦予的各項麻醉任務（雖然各醫院或各麻醉醫師有著不同「監護」定義，讓麻醉護理人員執行著不同權限標準的工作，這也是我們必須遵從且無所適從的無奈）。尤其在每一個有爭議訴訟的醫療事件時，麻醉護理人員的教育養成品質與工作的適法性，就會被拿出來公審一次，讓我們有窒息且無法承受之重。

麻醉護理師是手術麻醉團隊中重要關鍵的協作者，在麻醉醫師的醫療指示下，進行各項說明衛教、用物準備、技術執行、臨床監測、麻醉甦醒評估與照護，工作涵蓋了手術麻醉全期，無庸置疑地，我們是手術病人最重要的守護者，雖然總是被遺忘與忽略，但我們仍然堅守本位照顧好病人。

寫到這裡，似乎知道老師為何會向我推薦麻醉護理工作，因為「麻醉護理」是一個進階執業的護理職類（Advanced Practice Nurse, APN），需要完善、專精、扎實的訓練學習，才能協助完成這麼高風險且具複雜性、個別性的麻醉照護任務（因每位病人都有不同的內科共病問題，以及不同的手術麻醉照護計劃），成為麻醉醫師可以信任與付託的工作夥伴。

因此，我想麻醉護理師應具備的能力特質，應如臺灣麻醉專科護理學會楊惠如理事長所說的——「專注」、「敏銳觀察」、「邏輯思維」與「決策」，但我還想再加上「專業」、「尊重生命」與「溝通協作」能力！

## 進階護理新職類，正式晉升國家考試

二〇二〇年十二月六日，絕對是歷史性的一刻。

第一屆的「麻醉專科護理師」國家證照考試，在衛福部護理及健康照護司蔡淑鳳司長的政策主導、和信治癌中心醫院張黎露主任的角色定位建議、麻醉醫學會陳坤堡理事長與理監事們的共識支持，以及楊惠如理事長與理監事們的努力下，終於定調。

麻醉護理跨越了六十年的鴻溝與障礙，才達成第一次與第一階段的國家考試，並於二〇二〇年十一月三十日內政部函正式更名為「臺灣麻醉專科護理師學會」，讓一九七六年成立的「中華民國麻醉醫學會護士協會」與一九九九年成立「臺灣麻醉護理學會」正式走入歷史，展現「進階護理」範疇的新職類。

一個最早發展，卻是最後才有正式名稱的護理職類，「麻醉專科護理師」就此誕生。

當然，這遲來的正名是「麻醉專科護理師」的里程碑，也是持續精進的起點，還有好多未完成的工作待續，我們需要重新建構麻醉團隊的信任關係，在法律規範下，共同擬定臨床可允許「預行醫令」，在良善互信互助的基礎下，讓病人得到最安全的照護與最佳福祉。

本文最後段落，我想謝謝所有的經歷與學習，讓我有幸可選擇麻醉護理為畢生職業，並能勝任麻醉護理工作，成為病人、同仁的守護者與代言人，終期不悔。

感激這一路曾經在尋求專業正名而努力的先進前輩們，謝謝您們的帶領，讓現在的我們終於做到了，這一甲子漫長的等待，也希望能激勵到現職正在努力考取證照的麻醉姐妹們，好好珍惜這得來不易的成果，感恩過往的歷練，成就了更好、更有能量的自己，來照顧好每一個正在受苦的靈魂。

「流淚撒種的，必歡呼收割。」（詩篇 126:5）期待有更多後生晚輩加入「麻醉專科護理師」的團隊，這絕對是一個值得投注一生幸福的志業。

## 作者簡介

# 陳薇君

#隨緣自在 #篤實感恩的生活實踐者

**學歷**這件事

喜歡學習的麻醉護理師

一九八六年　婦嬰護理助產專科學校畢業
二〇〇五年　臺北護理學院醫管系護理管理組畢業
二〇一五年　臺北護理健康大學醫護教育研究所畢業

**資歷**這件事

一九八六～一九八八年　臺南逢甲醫院護理師
一九八八～一九八九年　臺大醫院麻醉學員
一九九〇～迄今　和信治癌中心醫院護理師
二〇一七～二〇一八年　亞東技術學院護理系專案教師

值得**嘴**的事

二〇〇〇年　獲選和信醫院年度服務績優人員獎項；
二〇〇八年　臺北市護理師護士公會護理創新競賽獲得優勝；
二〇一〇年　鼻型氧氣面罩取得專利；
二〇一〇年　臺北市護理師護士公會護理創新競賽獲選佳作；
二〇一〇年　中華民國護理師護士公會全國聯合會護理創新競賽獲選佳作；
二〇一五年　獲選和信治癌中心醫院優良教師獎項；
二〇一一～二〇一九年　海報發表於臺灣麻醉護理與腫瘤護理學會年會共計十三篇；
二〇一九年　取得教育部部定講師證照；
二〇二〇年　臺灣健康照護品質管理競賽——海報組獲得銅獎；
二〇二〇年　臺灣麻醉護理學會理事。

給**讀者**的話

流淚撒種的，必歡呼收割。（詩篇 126:5）

# 09

# 「男」丁格爾也可以很有夢！

男專科護理師 **許寬宏**

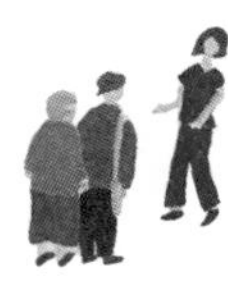

當時沒有任何一個家人肯定，我帶著一股決心，離開基隆，義無反顧地就讀護理，迎接不被看好的未來。後來，因為護理專業解決外公健康上的危機，念護理、從事護理工作的我，如今已經令他們感到無比驕傲！

講起從前，突然意識到居然是那樣久遠的事了。

一九九八年，我用摩托車載著雙腳都裝著義肢的舅舅，剛從醫院換完藥回家，那時候聯考志願序已經放榜，而我一個「堂堂男子漢」決定要讀護理系，在這個有大男人主義的家族中，果然掀起軒然大波。

## 男生讀護理，上演家庭風暴

一九八五年的臺北護專（現在的臺北護理學院）開始招收男護理系學生（男護生），直到二〇二〇年也僅有五所護理系有招收男性就讀護理系，其中包含我當初就讀的輔仁大學護理系，臺灣大學護理系則是等到二〇〇一年才第一屆招收男護生。

所以當時（一九九八年）如果男生要讀護理系，家族都免不了一場腥風血雨。

我跟舅舅其實很親，近乎無話不談，但這一路上半小時的車程裡，我們竟然只剩下耳邊疾速奔馳的風聲，在快要到家時，他率先打破沉默問我：「你是有影沒影，確定要讀護理系嗎？以後要做把屎把尿的工作？（閩南語）」我沒有回答，因為我不知道如何回答。

只有十八歲的我，壓根不知道自己想讀什麼，而且護理系感覺學習的科目跟醫師很類似，感覺也很有趣啊！再說，如果有答案，我能在有男性尊嚴壓力的家族中說出來，捍衛自己的決定嗎？我不認為那時的我有這樣的勇氣。

夏末，還是去了輔大護理系報到，成為了班上少數的綠葉之一，那年不知為何，在沒有任何一個家人肯定的情況下，徬徨的心總是能在聽到當年最火紅的歌手張惠妹所演唱的《解脫》中，帶來些許的安定——「解脫，是懂擦乾淚看以後，找個新方向往前走，這世界遼闊，我總會實現一個夢……。」帶著這樣的決心，離開基隆，義無反顧地奔向臺北，迎接不被看好的未來。

## 自願赴任，成為心臟外科首位男護師

大學四年期間，每位護理系學生就像生產線上待檢驗的產品，送去各個醫院，蓋上檢驗合格的標章，待鳳凰花開後，展開了未知的職業生涯。

很幸運地，進入了第一志願序的教學醫院和單位——手術室，當然跟的刀多半是骨科相關手術。骨科手術種類相當多元，也相當忙碌，下班後的我往往累到倒頭就睡。

就這樣日復一日，過了兩年，某天腦中突然冒出一個聲音——「我要這樣遞器械一輩子嗎？」就這樣來到了心臟外科，過去這樣的單位，大家往往避之唯恐不及，我卻自願投懷送抱，意外發現我是心臟外科有史以來第一個男刷手護理師。

那些心臟外科醫師們就抱持著既期待又怕受傷害的心情來與我相處，在開刀房，外科醫師往往不看好新來的護理師，甚至對於遞器械慢吞吞的我們會有點不悅，更何況心臟手術往往分秒必爭。

萬事起頭難，雖然受挫，但我知道職場上所需的技能，哪個人是生來就會的，我給自己的目標是：容忍挫折，但要一天比一天更進步。

果然努力不會徒勞，還記得當時，第一次要獨自上心臟繞道手術時，主刀醫師的百般刁難，卻在不到半年後，相同的主治醫師、相同的手術，我卻被指名取代原本的資深護理人員。

這真的是莫大的肯定，我想主要原因是如何在對的時間，把對的器械，交到對的人手上，在做動作的同時，腦中要先想好下一個步驟，既然要從死神手上搶時間，就要讓手術如美妙不間斷的樂章般流暢。

手術成功的關鍵，取決於整個工作團隊努力且有默契之下的成果。

機會是給準備好的人，某天，兩個機會同時來敲門，一個繼續待在心臟外科擔任體循師（可以詳見本書蔡孟佑〈葉教授的助理〉，頁一四六），另一個則是回到骨科，轉任專科護理師。兩者皆為我所愛，但魚與熊掌無法兼得，最後選擇離開舒適圈，轉任骨科專科護理師。

## 驚人跟刀數，推動自己進步

在此之前，雖然對於擔任心臟外科刷手很有成就感，尤其是在緊急手術搶救病人時，但刷手護理師能做的畢竟有限。

專科護理師被賦予是進階護理師的角色，工作內容有點類似住院醫師的工作，要開始從病人整體評估，考慮全面性問題，從住院到出院會遇到的醫療問題及措施，不再只著重在單點上。

骨科專科護理師主要工作地點仍是在開刀房，平均一天要參與五台手術，一年少說隨便也超過一千台手術，這樣的跟刀數量可說相當驚人。要跟住院醫師一樣勝任這樣的工作，只依賴過去大學四年在護理教育裡所學到的知識與技術，根本大大的不足。因此，無形中有一股力量推著自己進步，因為不得不。

下班後，看書找答案，或是與醫師討論，慢慢地累積了不少專業知識，開始用專業共通的語言，而且言之有物和醫師溝通。

「若要在球場上表現得毫不費力，場下就要非常非常努力才行！」一如我最愛的羽球球后戴資穎，一次次成功背後的千錘百鍊，所以我比別人都還要認真學習，雖然沒有七年醫學教育的養成，透過不斷地自我學習，在主治醫師的監督下，我還是可以提供病人安全無虞的照護。

記得有一年參加骨科住院醫師訓練課程，醫院有十一位住院醫師，再加上我一位專科護理師，與全臺灣約一百二十位住院醫師參與受訓，在課程結束時有個結訓測驗，沒想到我的成績竟是X大的第一名，排在全部受訓的住院醫師第四名。

經此一試，對於自己在這方面的實力更有信心了，也更確定熱愛護理這條路。此時腦袋又響起《解脫》的歌詞，但只剩下「這世界遼闊，我總會實現一個夢……。」

雖然因此獲得成就感，卻不以此自滿，隨著年資增加，手術經驗越來越豐富，勢必也有教學責任（無論是護理師或是醫師），時時抱持著務必傳達正確知識的原則，力求培養為病人做正確選擇的能力。

## 專業在身，讓家人為我驕傲

還沒轉任專科護理師前，我挺反對護理人員繼續教育積分，總是認為護理工作光上班就夠累人了。

但在轉換跑道後，深知自己不足之處，於是慢慢地喜歡接觸不同領域的人和不同課程，藉由學習新知識，應用在骨科病人身上，甚至也鼓勵後進的護理人員勇於問問題、求進步，因為世界變動很快，不進則退。

如今十幾年過去了，男性在護理職場上仍是少數，但我個人認為應該還算相對吃香。

如何能長存於職場上，有賴於專業度表現，不斷充實自己，提升專業能力，當專業能力提升，自然帶來工作上的成就感，很容易有良性循環。

加上目前醫療科技日新月異，很多手術已經可用達文西機器手臂來完成，相信未來一定會有更新的醫療護理模式，也表示護理有著無限可能。

回想當年，那個無法面對家庭壓力的護理系男護生，那個沒有答案的問題，也已經獲得了解答。

記得某次，接到媽媽的電話，說外公因為騎摩托車自摔造成骨折，由於年紀大加上慢性病纏身，地區醫院無法為阿公開刀，於是我接手，從拿到 X 光片後，就開始聯繫轉院事宜，接著與即將主刀的主治醫師討論骨折型態、適合置入的醫材、手術方式、術前準備，並與麻醉科醫師共同討論適合的麻醉方式等等。

然後在阿公進去手術室時，我已經專業到可以協助主治醫師用最快的速度，將骨折復位並植入骨材，順利完成手術，解決阿公此次健康上的危機。這一切醫療過程，所有家人（當然包括我最親愛的舅舅）全看在眼裡。

在那個瞬間，念護理、從事護理工作的我，已經令他們感到無比驕傲。

## 作者簡介

許寬宏

# 爽寬

**學歷**這件事

骨科專科護理師

輔仁大學護理系畢業

**資歷**這件事

退伍後，就賣身給臺大當骨科護理師

**值得**嘴的事

「金曲獎」是給唱歌好聽的人；「金馬獎」是給會演戲的人；「金鐘獎」是給會做節目的人；

「金腔獎」是給手術室會開黃腔且被投訴的人，敝人連續入圍十七年，年年都有會讓人笑到無法開刀的作品，可惜尚未摘金，仍須努力。

**讀者**這件事

「男」丁格爾的優勢是體力強壯、精力充沛、更有耐力、應急能力突出、具有較強的理性判斷能力，且善於把握全局，統籌兼顧，適合從事外科手術相關，隨著經驗資歷增長，可以很有夢。

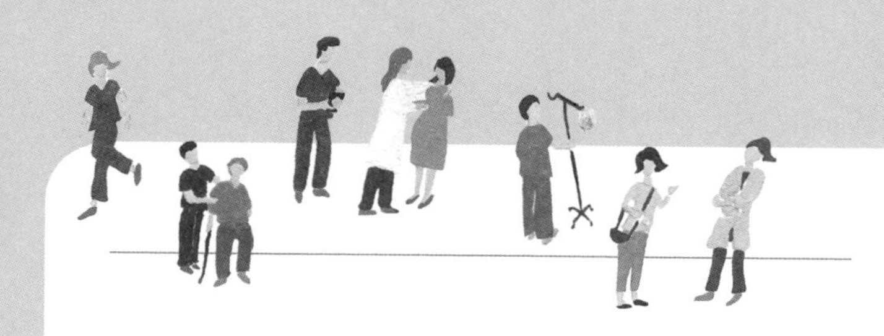

PART 3

# 有溫度的管理，具同理的尊重

## 護理長官好當嗎？

走在這條路上，做著自己心目中護理主管應有的樣貌。肩負大家的期待，我得好好思考自己該如何做，才能不愧於養育我、栽培我、指導我、關心我的人。

曾有人提醒我，把護理師照顧好，讓她們可以把病人照顧好，就是護理主管最重要的使命。於是，她們走進我的生命，成為彼此內心掛念的人。

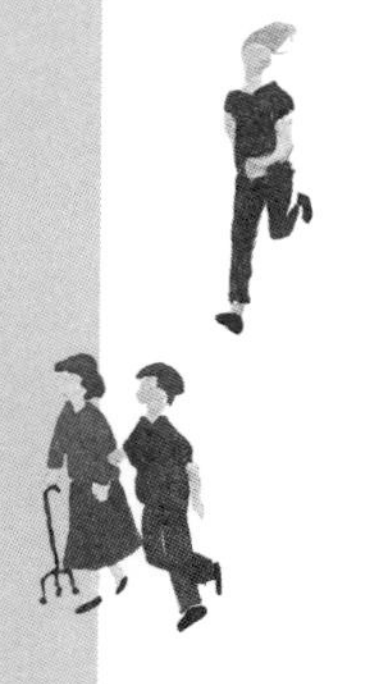

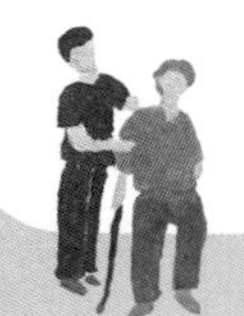

# 01

# 迴盪在傳統與革新間

護理系／部主任　**胡文郁**

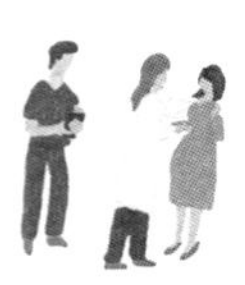

擔任護理系／部主任「雙重角色」，我有兩間主任室，但每天排滿密密麻麻的行程表，「朝七晚九」已是家常便飯，外子戲稱我上班時間比臨床護理師還要長。

我常迴盪於「優良傳統」與「創新變革」情境之間。言論自由是社會發展下必然的產物，但「真正的自由」仍必須建立在相對的「責任／義務」上……。

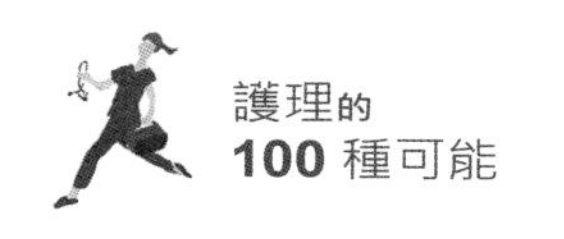


正文開始前，我得先向讀者交代一下，我與本書總策劃的深厚淵源。

怡芳（暱稱小花）曾任我的研究助理，也是我臺大護理學系四年的導生、臨床研究護理師組碩士生，以及醫院的資深護理同仁。

早在十幾年前，我們一起成立「說書人」群組，鼓勵她們將自己的護理高峰經驗撰寫下來，無論是正向感動或是負面困難的體驗，都是很重要的個人反思材料，期望有朝一日這些護理生命素材能集結出版成「護理文學小品」或「個案學習為主的類教科書」，讓民眾、護生或護理師能看見護理的「真、善、美」。

## 陪伴手記，說書人的護理敘事

爾後，小花真的在二〇一八年出版了《存在的離開：癌症病房裡的一千零一夜》；另一位說書人成員汪慧玲也接棒，與安寧緩和醫療團隊同仁出版《伴，安寧緩和護理札記》，令身為導師、指導教授及醫院主管的我，深受感動。

護理路上，雖然寫過許多教科書，但我還是最有興趣寫「護理敘事」的書籍，從疾病到康復出院或生命盡頭，每位病人或護理師都有著獨一無二的生活經驗，護理師能讓病人與家屬在面對疾病時不會手足無措，也有機會看到自己人生中最美麗的風景。

基於這樣的想法，當我接到小花的電話，在另一頭劈哩啪啦述說她要籌劃這本書時，依稀記得她說：「老師，我們這次要出一本叫《護理的100種可能》的書，您就負責撰寫護理系主任和護理部主任這兩個重要角色，大家一定很好奇工作內容，就由您來寫稿分享如何？」

我義無反顧地一口答應，其實我很難拒絕她的要求，她總是知道怎麼說服我，也感謝有這樣的機會談談個人想法。

## 雙重角色，朝七晚九的公僕

故事真的要開始了，就如頭銜一樣，我擔任護理系／部主任「雙重角色」，「系部合一」（理論與實務並重）是臺大護理學系的特色。

不用說也可以想像得到，我有兩間主任室，但每天密密麻麻的行程表，排滿了醫學院、醫院及護理專業團體「開會、上課及演講」等各項行程，醫院許多需進行跨領域合作的臨床業務與管理工作，穿梭在各部室協調，並找出雙贏策略或可行方案，以化解部室間衝突，幾乎不太會有機會坐在位子上。

晚上留在辦公室批閱公文、與碩博生討論論文，「朝七晚九」已是家常便飯，外子戲稱我上班時間比臨床護理師還長，幸好我是公務人員，未受《勞基法》限制，但這不代表我支持加班。

我知道臨床護理師常因病房各種臨時狀況而無法準時下班，我總覺得自己像是一個穿梭在「護生」與「護理師」間的公僕。

臺大「獨立／自由」風氣一向不落人後，在學系是「教授治校」，甫接任醫院護理部主任不久，就聽聞「臺大企業工會」已成立的訊息，工會總認為過去傳統醫療照護作業模式、設備與規範「不合時宜」，或是公務體系下許多守舊思維，拖住了前進的步伐。

但我堅信「優良傳統」與「創新變革」是可以「相輔相成／共生共存」，而不相互衝突、排擠，就如同「權利」與「義務」是一體兩面的展現，從不獨立存在。

## 共治理難，迎接衝撞與摩擦

猶記十幾年前，戴玉慈主任帶領我前往美國學習臨床研究護理師（Clinical Research Nurse）的培育與臨床實務工作，趁此機會，我們親身參與「磁吸醫院」引以為傲的「基層委員會」會議，當下感受到基層護理師「敢言與直言」的震撼。

返國後，護理部隨即增設基層護理師「品質管理」及「臨床實務」委員會，推展共治理念，讓護理師也能主動參與護理部的行政或品管會議，提出具體可行的建議。

身逢全球激烈競爭與醫療服務深受智慧科技挑戰的年代，護理教育、臨床照護與薪資福利等，都應隨著社會文化的變遷與多元健康照護而「與時俱進」。

護理結合科學與藝術，護理的「創新變革」仍須植基過往的實證基礎，當組織文化氛圍或制度創新變革的過程，免不了引起改變者與被改變者間「衝撞或摩擦」的火花，我們都需做好心理準備，好好反思這些聲音，以及考驗著我們「化危機為轉機」的智慧。

我常迴盪於「優良傳統」與「創新變革」情境之間。言論自由是社會發展下必然的產物，但「真正的自由」仍必須建立在相對應的「責任／義務」上，但只強調「權利」的公民理論是無法真正促進社會的良善發展。

## 未來工作坊，培育護理資訊人才

每個職位存在著不可避免的盲點，若能先從體制內進行理性／人性化的溝通，雙方尋求共識，且朝向建置「正向執業環境」而共同努力，一如蘇軾詩詞：「橫看成嶺側成峯，遠近高低各不同，不識廬山真面目，只緣身在此山中。」

當彼此能「換位思考」，同理身處不同的時空位置，相信將會有更多不同的視野與想法，這未嘗不也是落實臺大「自由與民主」的價值展現。

教育之目的在於——「承先啟後」與「繼往開來」，二十一世紀個人意識形態較為鮮明，護理人員的學習型態與過去迥然不同，掌握「趨勢」比掌握「優勢」更為重要。

數位經濟時代的確開啟了「傳統與創新變革」間的挑戰，我常思考護理教育究竟要培養護理人員什麼能力，才足以讓年輕護理人員（含護生）發揮潛能，又能因應各種臨床挑戰。

「未來工作坊」的討論中，近一百位護理長的主管一致認為護理的未來發展，目前最重要、最迫切且有意願做的是「培育護理資訊人才」。科技教育之目的在於培養學生日常生活所需要的「科技素養」，「教育科技」創造了豐富多元的學習環境，並落實以「學習者為中心」的教育理念。

臺大醫療體系也因應全球數位創新的浪潮，陸續發展多項「以病人為中心」之資訊平台及 E 化護理系統，整合護理照護資訊和簡化護理作業流程，將節省下來的時間，轉為提供直接的臨床服務，莫忘投入護理的初衷。

## 募款自救，打造免受安全威脅的環境

徐州路上風雨飄搖近六十個年頭，且被結構技師鑑定為堪用危樓的「臺大護理學館」，每次地震或颱風過後，擔任系主任的我，總是膽戰心驚地趕快巡視磁磚脫落、牆壁龜裂的情形。

因此，一上任的首要任務，就是讓全系師生擁有一個「免受安全威脅」的學習環境，決定展開募款以自救，拜見校長、撰寫簽呈，並成立「護理系館籌建委員會」。

在此過程，感謝許多貴人出手相助，又正巧「臺灣婦女團體全國聯合會」有興趣在護理新館設立臺灣女性文化地標的公共藝術，可預見它將會是一棟深具臺灣護理教育歷史氛圍與特色的網美打卡景點。

甫上任不久，旋即被醫學院院長任命為臺灣大學唯一進行獨立招生的「學士後護理學系籌備委員會」召集人，設立委員會、招生、開課，以及結合雲林／臺北校區師資與教學軟硬體資源等事務接踵而至，次年成立學系並擔任「創系主任」，一人承擔三個主管角色，著實吃重。

但為了培育臺灣邁入超高齡社會的護理專業人才需求，咬緊牙關硬挺了過來。此外，緊扣動態變化的臨床實務需求，促進系部合作發展碩士層級的進階臨床實務護理師，例如：常見的專科護理師、研究護理師及麻醉護理師等，培育能勝任各領域與護理相關的教學、臨床服務、行政與研究各類優質人才，期望能落實於醫院制度，這樣的理念也與本書主題「護理的一百種可能」不謀而合。

## 防疫號角響起，不忘護理初衷

現正值二〇二一年農曆春節前夕，憶起去年此時，臺灣防疫的號角早已悄然響起。

身為護理部主任，帶領全院第一線護理同仁面對「新冠肺炎」的嚴峻疫情，以及瞬息萬變的政令，自我期許為「提供安全的工作環境，讓所有護理同仁在短時間內進入狀況，且能全身而退」。

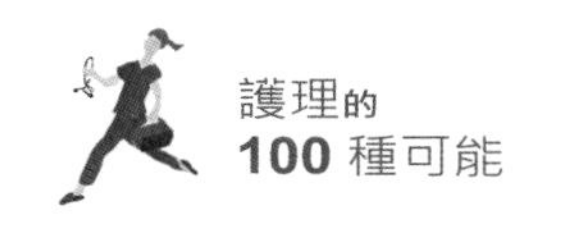


感恩防疫路上與疫病共舞的日子，唯一不變的是護理師懷著「勇敢與悲憫的溫柔」，照護確診或疑似病人的初衷，護理的使命感，讓世界看見臺灣防疫的成功，我由衷地感謝所有第一線的護理師們：「臉上光榮的護理印記，讓我感到無比的驕傲！」

如果你問我：「主任好當嗎？」我會說這不是一個「好」工作，卻是一個「重要」的職位，本質上跟護理工作有異曲同工之妙。

總覺得當一名領導者，要有清楚的方向，才能帶領大家前往更美好的未來，從過去多年積極整合「教學、研究與臨床服務」的經驗與整體觀，護理若能在「科學與藝術」融滲「哲學」元素，更能厚植「護理人文」素養。

懷著「任重道遠」的心情，發揮臺大學術自由的校風，與未來大學的「願景」來引領同仁方向，用護理「專業」核心價值領導學系所課程發展，以及「關懷」營造溫馨的系部文化與優質學習環境，靈活運用「科技」進行「組織」再造，和規劃多元「跨域學程」，以營造學系「特色」，用「行動力」邁向「臺大護理專業學院」的前路。

身負這樣的雙重角色，實難一語道盡所經歷的一切與願景，只能在此嘎然停筆！但心中仍期許自己能承接歷屆系主任及師生們努力經營的成果，築夢踏實，讓臺大護理（系／部）能夠成為臺灣未來護理專業的開創者（pioneering the future），以答覆全體師生及護理師交託給我的使命。

## 作者簡介

# 胡文郁 Sophia

# 在實踐路上奔跑的築夢家 # 身體的速度總是一直追趕著自由的靈魂
# 正港臺灣製充滿本土氣息的客家女子

**學歷**這件事

臺大護理學系主任／所長暨臺大醫院護理部主任、教授、護理師

臺灣大學護理學系 學士／碩士／博士

**資歷**這件事

二〇〇五年～迄今 臺灣安寧緩和護理學會創會常務理事、現任監事
二〇〇五年～迄今 佛教蓮花臨終關懷基金會董事
二〇〇九年～迄今 臺灣護理學會理事、現任常務理事
二〇〇九年～二〇一二年 臺灣生死教育輔導學會創會理事
二〇一一年～迄今 臺灣護理師臨床研究學會創會理事長、現任常務理事
二〇一二年～迄今 臺灣生命倫理學會理事、現任理事長
二〇一四～二〇一七年 臺灣實證護理學會理事
二〇一五～二〇二〇年 正念助人學會創會理事
二〇一六年 American University of Sovereign Nations, Visiting professor
二〇一六年～迄今 臺灣護理教育學會理事、現任常務理事
二〇一六年～迄今 中華民國血液及骨髓移植學會
二〇一七年 The East Asian Forum of Nursing Scholars（EAFONS）Executive
二〇一七年 榮譽護理學會理事
二〇一七年～迄今 臺灣醫學史學會理事
二〇一八年 Universitas Gadjah Mad, World Class Professor

# 02

# 越走越孤獨的護理行政

護理督導長 **陳幼貴**

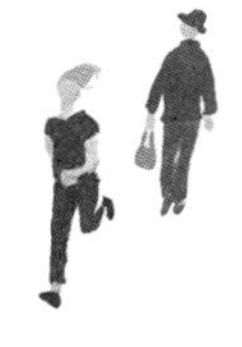

醫院考官問我：「是否有意願照顧愛滋病病人？」對於當時的我來說，就好像現在問你：「是否願意照顧 COVID-19 病人？」

其實沒有願不願意的問題，「如果必須」，身為護理師的我們就是得拿出專業的態度，保護好自己、照顧好病人，這怎麼會是我可以選擇的呢？

在國高中求學階段，從沒想過要以「護理」當作自己未來的志業，只是對於第三類組的科目比較感興趣。

## 父親大人一場病，使我走入護理

那麼為什麼是護理系？就要說到聯考完放風的山上小旅行。

那天晚上，爸爸不經意地提到自己臉上有一個腫塊，本以為是自己面相福態，或是營養不錯，使臉型趨於圓潤，並不認為有什麼值得注意。等到下山後，前往耳鼻喉科診所詢問專家意見，接下來的事就猜到了吧！診所醫師建議轉診至大醫院進一步治療，後來爸爸確診鼻咽癌，開始了抗癌人生。

這個事件扎扎實實地改變本想填的「生命科學」或是「藥學系」，卻因為爸爸的一句：「念哪個科系不重要，只能填臺北、公立的！」不難理解爸爸這樣「任性」的要求，因為治療後的他經歷了人生巨大的衝擊，當然整個家也是。

爸爸經常發脾氣，因為生病無法工作，家裡的經濟重擔就這樣落到了媽媽的肩上。於是乎，依照爸爸的原則，把能填的科系都填上了，隨著聯考分數的依序分發，就這樣進入了臺大護理系。當下沒有所謂的喜不喜歡，有著臺灣大學的光環，又能讓爸爸放心，這樣就好。

帶著這樣無欲無求的心境，我在大學四年中表現平平，幸好有手球校隊的活動與夥伴，讓無趣的護理系生涯中還能感覺到一絲心跳。

課業就有一搭沒一搭（小朋友不要學，翹課是不好的行為），藥理學不意外地被當了兩次，修到第三次才過。

## 護理日常，回首竟已二十年

開始實習後，我的生活更加痛苦，每次都要假裝很想跟個案聊天，因為得交行為過程記錄或是個案報告作業，已經「厭世」到極點的我，想說再撐一年就可以結束這個鬼科系了吧！

此時，社區護理才真正進入實習的高潮，前往信義區山上家訪時，還狼狽得被狗追著跑，這到底是什麼莫名其妙的人生體驗？護理行政實習就更好笑了，根本連護理人員都還沒沾上邊，臨床都不太會了，還要去管理護理師。幸好在崩潰邊緣時，我就畢業了。

畢業後，現實生活並沒有讓我開心太久，因為家中急需我的經濟收入，面試時，醫院考官問我：「是否有意願照顧愛滋病病人？」對於當時的我來說，就好像現在問你：「是否願意照顧 COVID-19 病人？」

其實沒有願不願意的問題，「如果必須」，身為護理師的我們就是得拿出專業的態度，保護好自己、照顧好病人，這怎麼會是我可以選擇的呢？

應徵後，進入了大家都羨慕的北部某大醫院，在這二十年當中，每個當下都覺得漫長。（現在回首才發現，已經走了這麼遠了啊！）

剛畢業的我，先進入小兒外科與胸腔外科病房打滾磨練，達到一定年資後，在臨床不滿足的我，又請調至內科加護病房，接受更多的專業挑戰。

我的臨床工作不用幾個字就可以寫完，因為我的世界就是這麼小，偶爾抬頭，天空不是藍天，取而代之的是有著恐怖傳說的長廊。在這些經歷中，我感謝內科加護病房的訓練，把我磨到「金光閃閃」，每天除了猛K教科書之外，摺到皺巴巴的英文文獻、講義、技術考單張也都是我的囊中之物。

護理工作就是重複再重複地做著翻身（每兩小時）、擦澡、會陰沖洗、換尿布、洗嘴巴（有氣管內管的口腔護理），這些看似簡單的日常，在加護病人的身上執行，只能說必須技藝超群，否則一堆通報單填不完（壓瘡通報、管路滑脫通報等）。你問我開心嗎？我不知道，總覺得還可以做得更多。

## 蠟燭兩頭燒，用力大哭、用力生活

接下來就跟一般人沒什麼兩樣，結婚生子、產後復出，仍繼續在工作崗位上奮鬥。

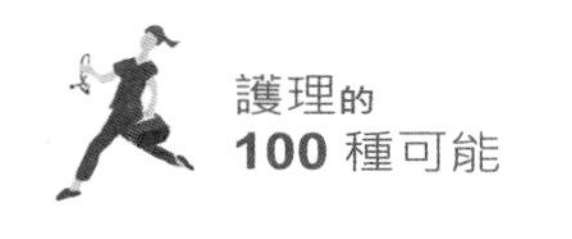


別人是少女、黃金年華在享受人生，我卻在把屎把尿、餵奶中度過──白天幫小孩換尿布、晚上繼續換著病人的尿布。

產後第二年，還想不開地回學校攻讀碩士班，也不知道是哪根筋不對，選念了一個非護理的研究所──預防醫學所。

每天就這樣「忙茫盲」地又不知道過了多久，好在當時碩班同學有一名是精神科醫師，偶爾用他的專業來輔導，並解救這個可以坐著哭一整天的低潮邊緣人，適時將我拉回現實。

在職進修這兩年，真的是非常有活著的感覺，常常用力大哭，也用力生活。不要問我怎麼過的，很可怕，可怕到我自己都將它封存在記憶最深處的位置，到現在都不願意回想這些細節。

也不知道哪來的機會，擁有近十年資歷的我，某天被詢問：「是否有意願到腫瘤科病房擔任護理長一職？」老實說，雖然口頭上說好，但心虛到不行。因為過去的個人經歷跟腫瘤科根本八竿子打不著，更不要說那是一個腫瘤科暨臨床試驗（clinical trial）病房，這兩個專業領域都還需要花時間鑽研。

帶著戒慎惶恐的心情到單位報到，果然如我所料，護理師交班時所講的行話與腫瘤科專有名詞術語，我一個都聽不懂，再次開始無止盡的加班生活。上班時一邊學習癌症臨床照護，假日還得上進修推廣部的臨床研究護理師學分班。

一天怎麼會只有二十四小時，崩潰得我不得不進行取捨，當我念研究所時也沒停掉跳舞的興趣，當護理長之後不再跳舞了，真的沒有時間可以「浪費」。

## 新手護理長，捍衛公平與合理

不只是臨床上讓我重新學習，行政上也是一個嶄新的挑戰，學習如何排十二小時班，還有一些鬼才懂的行政作業。

我得認識單位裡會出現的每一位團隊成員，無論是護理師、專科護理師、醫師、書記、工友，還有病人及家屬們，當時深深覺得——只有自己是局外人。

一個外來者調來這裡，總覺得不被信任，所做的第一件事就是收回排班權。對我來說，由護理長來排班是合情合理的事，但這樣的改變果然引起幾位資深護理師的不諒解，總認為我排的班表，不符合需求、不切合臨床實際情況，簡單來說就是不喜歡。

為了有效地雙向溝通，我召開病房會議，希望在會議上可以與單位同仁說明我的想法，並傾聽她們的意見。但在會議上，看到臉上的表情就是一副「誰理妳」的抗議模式。內心湧上一股害怕，但還是堅持這麼做，因為知道班表對護理師來說就是「生命之水」，我不希望有人刻意去操弄，認為新人就該多上假日班或夜班等等，如此就失去公平性與合理性。

前兩年，四處請益其他資深護理長，也不斷上相關課程，就是希望單位不會因為自己是新手護理長，而喪失任何護理師的相關權益。

對內非常努力地瞭解每個團隊成員的個人特質與優缺點，注意互動的細節，避開每個人不希望被誤觸的地雷區，關心她們在乎的事情，例如：有人想要集中放假，因為想要回家幫忙家裡做生意，排班就盡可能集中休假，關心她的家中情況；有人個性強悍，想要主導一切，就善用特色，讓她帶領單位需要改善的部分，讓她協助參與單位品管，甚至將成果發表到護理期刊或是國際研討會上。

## 凝聚向心力，培養有戰鬥力的團隊

就這樣，我與單位同仁一起成長、一起努力，一起變得更好、更成熟。

期間經歷過數次重大事件，例如：國際醫院評鑑、病人自傷、病房建築重創淹水等，大家一塊想辦法。當聽到「這個單位護理師的專業素質有待加強」的風聲時，我會去釐清相關資訊來源，也和醫師訪談討論。

我請大家先正視這個問題，誠摯、理性地點出需要改進的地方，並和大家一起擬定作戰計劃，從最基本的知識教育做起、系統化交班、專業能力提升改造等，營造單位像個大家庭的氛圍，凝聚向心力，協助每個人發揮潛能，具體肯定讚美表現好的地方。

我用自己的人生哲學勉勵她們，不會的就問、就學，不要害怕犯錯，也不要害怕認錯、不要害怕面對問題，積極面對，就是要培養她們成為有戰鬥力的團隊。

對外則是爭取應有權利或是替她們發聲（代言人），當院方或護理部內有政策要推動時，資訊也會完整公開，讓每個人清楚，說明緣由與目的，令護理師瞭解重要性，同時參與討論。

雖然花了比較長的時間在宣導政令，但她們的反彈已經越來越小，慢慢地單位成了大家口耳相傳裡最溫暖的病房，無論是工作表現或是專業學術成就，這群護理師都讓我深感驕傲。她們走進我的生命，成為彼此內心掛念的人，我自己也從中學習很多，從溝通技巧、同理心訓練、換位思考、危機處理等。

不過，當護理長期間，由於較少接觸臨床，在這個位置得不到過去常見的護理成就感，不免感到灰心喪氣，失去自我認同。但有人曾經提醒我，把護理師照顧好，讓她們可以把病人照顧好，就是護理長最重要的使命，也是這樣的理念，支撐我繼續往下走。

## 上天關我一扇窗，找到另扇自由的思索

我現在可以告訴新手護理長，當一個好的護理長其實很簡單，一言以蔽之就是——「在臨床如何對待你的病人，就如何對待你的護理師！」

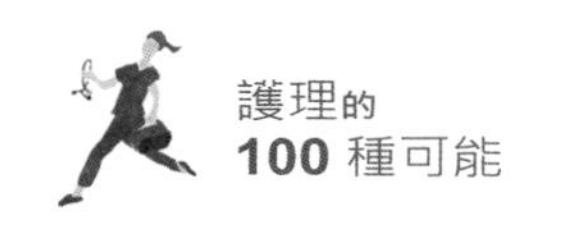


當然護理師不是病人，但你仍然要促進她們的身心健康，並維持良好的生活品質，這樣單位才可以活得健康、快樂，又長壽。

即便現在轉任督導長，內心還是有許多徬徨與無助，這些困境只有自己知道，面對陌生的護理中央業務，以及面對一群工作年資都比我還資深的護理長時，就算已有管理心得，仍嘗試摸索該如何跟她們互動。

加上現在管轄區域是大家避而遠之的急診後送單位，這些單位的一致性就是「不一致」，無論是每位主治醫師的做法、病人疾病各式各樣的診斷，還有他們來自最繁雜的急診。

上任半年時，不知道是壓力太大還是什麼樣的巧合，發現自己的右眼視網膜剝離，當時覺得上天關上了我一扇窗，強烈感受到自己失能的危機，我告訴自己，不能倒下，不能放棄，不能失去工作，我需要這份薪水。

因此，沒有選擇玻璃體切除術，因為術後需要趴臥一個月，勢必影響工作。最後選擇接受傳統鞏膜扣壓術，僅有局部麻醉的過程，雖然會經歷如火在燒灼般的疼痛，但是五天後就可以上班，因為我想要保住飯碗，我還有兩個孩子跟母親要養……。

你說我貪心也好，說我罔顧健康也好，術後二個月，還用單眼 K 書準備考試，完成博士班資格考。

對，我就是這個死樣子！但我清楚知道，護理未來要走的路必須和其他專科合作，不單單需要增進能力，還需要接觸跨科部、跨團隊的業務，思考面向才能更大更廣。當我試著想去達成交辦業務，才發現沒有想像中容易，牽涉層面太多，絕對不是一個人說了算，協商、討論、謀合、分析，才能做出有智慧深度的決策，不然就只會徒增民怨。

回顧現在，走上護理主管這條路並非預期，但隨遇而安的人生哲學，引領我一步一步走到這裡。

看到高層主管生態，常常在想，自己好像不是這塊料，也常常反思什麼才是「好」的護理行政者？但確定的是，與臨床護理師最大不同的是，我無法暢所欲言，因為最後受傷的不是只有自己，而是底下許多的護理同仁。

肩負大家的期待，我得好好思考自己該如何做，才能不愧於養育我、栽培我、指導我、關心我的人。走在這條路上，做著自己心目中護理主管應有的樣貌，也不停適應與調整。

寫這篇文章時，感覺像在回顧自己的護理生涯，幾度寫到情緒潰堤，文字一改再改，這是從自己角度來寫，也不曉得在護理師或是長官的眼裡是如何，但我只知道自己現階段還有很多任務與使命要完成，還是會積極、堅持做自己覺得對的事，活出屬於我的人生節奏。

因為我懷念我自己，那個孤僻但是自由的樣子。

作者簡介

## 陳幼貴 Chen Yu-Kuei

巨塔下的護理師

**學歷**這件事

一九九六年　臺北市立景美女子中學畢業
二〇〇〇年　臺灣大學護理學系畢業
二〇〇九年　臺灣大學預防醫學研究所畢業
二〇一四年～迄今　臺灣大學流行病學與預防醫學研究所博士班還畢不了業

**資歷**這件事

二〇〇〇～二〇〇一年　小兒外科暨胸腔外科病房護理師
二〇〇一～二〇一〇年　內科加護病房護理師
二〇一〇～二〇一九年　腫瘤病房暨早期臨床試驗病房護理長
二〇一九年～迄今　護理督導長

值得**嘴**的事

乏善可陳。

給**讀者**的話

遇見更好的自己。

# 03

# 單位奏鳴曲的指揮家

癌醫護理長 **陳宛榆**

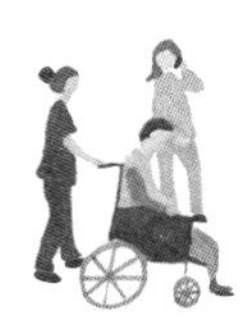

比起護理師，護理長到底「長」別人什麼呢？期許自己「長」別人更多的智慧與愛心；「長」更多邏輯與思考能力、系統性解決問題的能力，運用團隊力量支持團隊，讓大家感受到護理專業的重要性。就如同這本書的精神——護理有一百種可能，無論在哪個角落奮鬥的你，都是重要的一份子。

現在若想在大醫院任職護理長，如果只等個十年，算是「年輕有為」，十五年算「人生順遂」，二十年就是所謂正常的過程。

每一位護理長都是從基層幹起，大家都有當過小護士的年代，我當然也不例外。

## 繁雜訓練，一度懷疑護生

剛畢業時，我所應徵醫院的加護病房或是急診，並不收應屆畢業生，原因很簡單，嫩啊！但因為企圖心，醫院還是把我分派到極具挑戰的腫瘤科病房，就這樣開啟這輩子與腫瘤科深厚的情緣，再也化不開了。

二十年前，臺灣的腫瘤醫學正在起步，對於新進護理師的教育訓練沒有妥善規劃，還是以師徒制的傳承為主，就是「學姐怎麼做，學妹跟著做」，訓練目標就是儘快上手，因為三個禮拜後，這個小菜鳥就得獨立照顧六名腫瘤科病人。你或許感受不到這是多有壓力的事，腫瘤臨床護理照顧所跨及的醫療領域，舉凡可以列舉的器官與系統，到處都可能產生癌化細胞，而癌細胞活躍的路徑，是無法想像的複雜。

當下讓人不禁懷疑，過去四年所接受的教育似乎完全派不上用場，因為不能空有學理，必須學習如何「說人話」，溝通溝通再溝通。對一個大學畢業生來說，「聊天」可能不難，但如何運用同理，又一邊展現專業，這種功力沒有幾年的薰陶真的不容易。

再來是要有創意，二十年前傷口敷料是昂貴又難買的舶來品，但我的病人阿喜（化名）卻因癌細胞侵犯，無論走到哪，胸前都得掛著足球般大的惡性蕈狀傷口。每天看著阿喜因為擔心紗布濕透，或是紗布掉落露出外觀嚇人的傷口，而選擇每天躺在床上，看著僅有的風景。

某天突發奇想，或許可以參考胸罩的概念，做一個小可愛來固定這些敷料，我向阿喜提出這個大膽想法，獲得許可後，就開始在她的胸前裝模作樣地比劃起來，彷彿我真的是一位專業裁縫師（噓，其實平常連縫鈕扣都不會）。

就這樣翻遍自己的衣櫃，把不要的內衣肩帶、衣布和線繩，湊合成了阿喜專用內衣，除了可以依據紗布多寡來調整肩帶高低，還用線繩做成束口狀，這麼一來也可以固定胸前的敷料，阿喜終於可以自由下床活動了。

即使賣相不佳、縫工拙劣，但這件小可愛滿是創意和護理師疼惜病人的愛，就這樣阿喜開心地收下我的手作處女秀，而它也成了阿喜人生裡最後一件內衣，陪她走過兩個多月的日子，直到從醫院永遠登出。

後來，無論我在當安寧共照護理師、個案管理師，或是踏入護理行政，永遠記得自己在小時候做的這件「傻事」，和阿喜收到禮物時的那個燦笑。

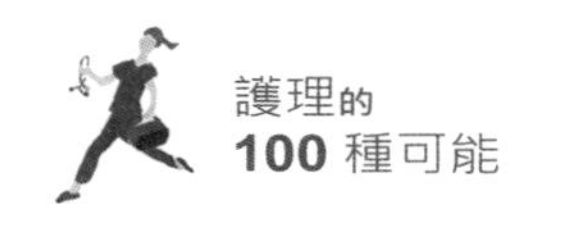


## 尋找存在感，護長兼打雜工頭

「你好，我是這間病房的護理長！」還記得當護理長的第一年，每次要跟病人自我介紹，都覺得好心虛，怎麼有資格稱自己是護理長呢？

我想是因為當初的自己沒有自信，走在病房的長廊上，一邊想著都是我的管轄，要肩負起整串長廊上的病人、護理師們，這份責任感總是讓我煩躁不安，常常覺得喘不過氣來。

很多事情都是我要處理，但又不知道該怎麼做會比較好，時不時有病人們為了空調溫度吵架、護理師們為了班表分配不均跟我抱怨、某位護理師不小心給錯藥讓我心煩、永遠看不完護理師的作業（讀書報告、案例分析、個案報告、品管專案），根本沒時間坐下來好好思考。

每天一到單位就是被事情追著跑，我的專業角色？我的創意？我的熱情？我的成就感呢？我常常這麼問自己，我到底在幹嘛？

護理師有自己的工作，而我好像就是個「打雜工頭」，單位裡所有沒人要做的事就是我的工作。

那時常常跑到床邊跟病人、家屬會談，美其名是瞭解病人情況，但我知道自己在尋找一份存在感，離開臨床沒有太久，大小技術只要同事們有需要，我就衝第一，但缺少靈魂的工作，心裡仍是滿滿的疲倦和心虛。

因為家庭因素，幾年後暫離護理長的崗位，轉而擔任腫瘤個案管理師，六年裡發生好多事，把我從女孩變成一位成熟的女人，經歷孩子的身體健康狀況遭受威脅，感受到幾乎失去又得到的過程，讓我再次蛻變，成為一位更有包容力跟抗壓力的人。

專業上也因為各個癌症團隊的歷練，無論是溝通或各癌症治療與照護，都讓我更上一層樓。因緣際會之下，再度回鍋擔任護理長，但這次的我彷彿打通任督二脈，開始感受到這份工作的有趣與魅力。

## 四道人生，抱持終生學習心態

腫瘤病房非常強調溝通與團隊合作，加上忙碌且多變的單位特質，在這裡工作的護理師需要相當敏銳，才能避免讓病人身陷險境，也要小心癌細胞在病人身上留下合併症。不僅如此，還要抱持終身學習的心態，才能應付不斷推陳出新的癌症新藥與治療。

如此高壓的工作環境，不難想像護理師來來去去，常常好不容易感覺單位要穩定下來，又有人想結婚了，或是其它生涯規劃而離開。

好一陣子，我很難調適這種新舊交迭，接踵而至的煩惱就是捨不得舊的故人，頭疼訓練新的夥伴。但我總不好阻礙大家的發展，只能將自己在安寧學到的放手——四道人生（道謝、道愛、道歉、道別），運用在面對這些不捨上，漸漸學會送上的只剩下祝福。

我相信這些護理師成長的影子有我，無論幾年的血液腫瘤病房經歷，因為有她們的參與，也豐富了我的人生，專業上的成長無疑，但個人的成長更是重要，繼續往下一階段邁進。

除了上班的事物之外，同事間可以談論人生中遇到的困難與困惑，或是發現自己在性格上的限制，甚至擬定突破策略等，無形中提升我的包容力。在經歷過孩子的各種煩惱後，媽媽護理長能夠提供的就是無限大的母愛與包容。

護理師服務的對象是病人或家屬，護理長最重要的工作就是支持護理師，陪伴他們成長，護理師需要感受到被愛與支持，才能夠有動力支持病人與家屬，就這樣護理長成了「千手觀音」，藉著護理師的手照顧了更多的人。

## 事前嗅出弦外之音，事後抽絲剝繭

我認為護理長就是要足夠敏銳，能夠「嗅」出弦外之音，或是協助團隊找到資源。

我喜歡每天和同事的晨會，大家提出前一天感到奇怪的病人，大多時候只是聆聽熱切的討論，再引導思路，找到照顧病人的目標，目標有可能是01房今天看起來可能會有休克的危險，我們來想想有什麼還能為他做的事，或是複習休克的臨床表徵。

或者是05房昨天晚上痛了三次，是不是一起看看他的止痛藥，有什麼可以調整的空間呢？又或是03房已經進入末期，該如何協助善終準備？藉此幫助護理師們展現各自的才能，盡可能不是只照我的方式，才能發揮護理團隊無限的可能。

到了會後，當護理師們推著治療車散播治療的同時，我也跟著在病房裡走走看看。有時候是跟著主治醫師查房，瞭解醫師們的治療目標，再將訊息傳遞給主責護理師；有時候是關切重點病人（因為各種原因需要被特別再關心的病人）；還有時候，看看病房清潔是否需要加強，或是看看護理師們的照顧上有什麼能夠更進步的地方……，這些都是護理長的日常。

跟臨床護理師一樣，我也是最不喜歡處理異常事件，舉凡病人跌倒、給藥異常、管路滑脫等，不預期地穿插在忙碌的工作日或開心的家庭日。

每次接獲通報異常，總會心跳加速、心神不寧，很擔心病人有沒有發生立即性的危險，要不要衝到醫院處理？當確認病人安全無虞後，護理長最重要的工作其實是事後的抽絲剝繭，客觀檢視並分析事情究竟是如何發生？

其中當然包含系統性與人為因素，但檢討人很簡單，檢討事件本身很困難。因為每一個異常事件都可以推給發生事情的那個人，太粗心、沒「三讀五對」、沒把床欄拉起來、沒在病人旁邊等等。

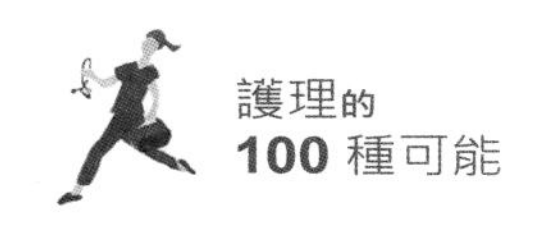


如果抱持這種心態檢討異常事件，相對簡單，因為只要把護理師抓來臭罵一頓，然後逼她寫改善方案，這樣的護理長是不是很好當？當然，這不是一個好的處理方式，而且這樣並無法杜絕下一次同樣事件的發生。過程中的護理師也很無辜，犯錯就已經夠難受了，還要受到大家的責難，處理不好的話，當事人可能因此離職，永遠離開護理界也是常有耳聞。

我常常提醒自己減少不必要的責怪，如果「辦案」後發現，只要改變某個系統環節，或是多一道電子化指令，可以預防下一次錯誤的發生，就應該著手進行改善。

以給藥異常為例，雖然說護理師是給藥的最後一道防線，無論是醫師開方或是藥師供藥，過程若發生疏失，最後的重擔皆落在護理師身上，因此若沒有看清楚事件的原委，將所有問題全怪罪到護理師未完整執行三讀五對，即有可能錯過重要的系統性問題。

曾經處理幾件給藥異常，是因為醫師開方習慣容易引起給藥時「解讀」的誤會，而接續發生錯誤，瞭解狀況和溝通後，更改醫師開方習慣，就能改善類似的事情再次發生。

## 交響樂指揮家，長出更多智慧與愛心

護理長如同交響樂隊的指揮家，指揮看似輕鬆，但少了他，團隊便失去靈魂、沒有方向。

指揮家必須瞭解整個團隊成員的個人特質與準備度，選擇演出的曲目是不是團隊可以掌握？是否缺乏何種樂器（資源）或其他訓練？甚至與觀眾的互動，也會影響樂曲的進行與整場表演的觀後感。

一旦觀眾開始不信任團隊，對於樂曲演奏的任何細節，就會開始產生抱怨、猜忌與咎責，進而影響士氣，此時指揮家要做的是穩住軍心，讓團隊可以恢復表演水平，好好地將樂曲演奏完畢。表演後，只需要在場上留下深深一鞠躬，場下再透過VCR檢討是不是哪個小節還需要個別練習，或是讓演奏技巧好的成員向大家分享練習心得，透過分享過程提升整體素質。

如同指揮家需要確保樂團與觀眾的互動關係，護理長常常必須第一線處理病人或家屬的各種抱怨或糾紛，因此擁有強大的抗壓能力和EQ是重要的事，才能在衝突當下，同理抱怨者的需求，試著理性地找到解決之道。

記得曾有家屬因為聽了隔壁床病友描述急救現場，便指控護理師太晚啟動急救流程，導致病人呼吸窘迫的時間過久。當下聽到這樣的控訴，其實心裡面七上八下，擔心真的因為人為因素而延誤病人治療，為了瞭解事發經過，決定調閱監視器來確認當時狀況，也得以透過澄清，化解家屬與團隊的不安。

身為Z世紀的護理長，必須跳脫護理師「燃燒自己，照亮別人」的角色期待，《勞

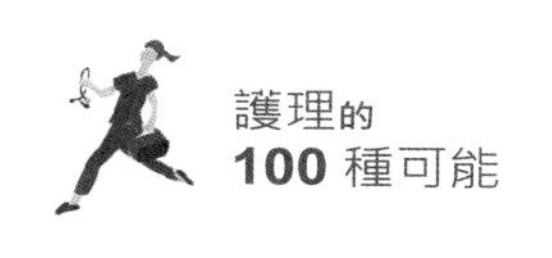


基法》開啟後，如同夾在兩個世代之間的斷層，在過去，我們歷經填鴨、遵從、無我的護理訓練，但現在的護理師同仁並不是這樣的訓練模式，批判性思考讓他們更懂得問問題，以及表達自己的意見。

如果只是用過去常用的權威式帶領，並無法好好領導這群新世代的孩子，此時必須脫離犧牲奉獻的「護理阿信」，透過專業能力的提升來尋求護理自我認同，並且在其中找到熱忱，在熱忱中延伸專業成長，著重啟發同事「想」怎麼做？然後協助他們一起完成計劃。如同二十歲的我，熱切地想幫阿喜得到多一點舒適，所以不在乎用自己的下班時間縫衣服、研讀照顧蕈狀傷口的方式，如此才能夠在世代間轉換成長。

比起護理師，護理長到底「長」別人什麼呢？除了皺紋跟年紀外，期許自己「長」別人更多的智慧與愛心；「長」更多的邏輯與思考能力、系統性解決問題的能力，運用團隊力量支持團隊，然後讓大家感受到護理專業的重要性，就如同這本書的精神——護理有一百種可能，無論在哪個角落奮鬥的你，都是重要的一份子。

在我的工作經歷中，也看到護理師的百百種，每個人都有自己的個性，沒有哪種人是適合走護理，只有護理需要各種人的參與，讓我們把屬於我們的護理專業發揮地更好、更有趣，讓更多的人願意加入、更少的人選擇離開。

若想要促成這樣理想大同，護理長很重要、很重要，真的很重要！

## 陳宛榆 作者簡介

# 我單位奏鳴曲的指揮家

腫瘤病房護理長

**學歷**這件事

國立臺灣大學護理學系研究所內外科組碩士
國立臺北護理學院護理系

**資歷**這件事

二〇〇一～二〇〇四年　從菜鳥變中生鳥——腫瘤病房護理師
二〇〇四～二〇〇七年　癌症末期病人的守護者——安寧共同照護護理師
二〇〇七～二〇一〇年　日夜想離職的生手護理長
二〇一〇～二〇一六年　守著電話守護著病人——腫瘤個案管理師
二〇一六年～迄今　重溫舊夢後才知道你的好——血液、腫瘤病房護理長

**值得嘴**的事

二〇〇六年　因為照顧癌症末期病人，看到嚴重水腫實在太可憐，而在 Dr.Vodder School 學習淋巴水腫照護；
二〇一〇年　養了兩個好動、愛講話的男生，因此激發出烹飪、烘焙潛能；
二〇一一～二〇一九年　發表成人癌症臨床照護指引、整合跨團隊資源的個案管理照護方案，提升癌症病人重返治療率的改善專案、運用安寧療護協助一位乳癌末期病患善終的護理經驗、照護一位乳癌患者合併惡性腫瘤傷口的護理經驗、癌症病人的淋巴水腫照護、運用跨團隊合作降低腫瘤病人跌倒發生率等；
二〇一九年　離開巨人的肩膀——臺大醫院，轉至臺大癌醫中心醫院，開啟了從零開始的護理人生。

給**讀者**的話

不要輕忽自己的能力，只要有熱情、敢嘗試，就會不斷持續地前進，看到不同的自己。

# 04 To be or not to be

門診護理長 **王秋雯**

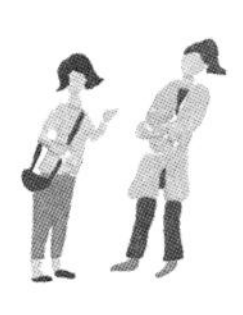

「護理長的工作也沒有太難，主要就是開會、吵架跟道歉！」處理事情不難，最難的永遠是人心。護理長最常需要處理的，就是五花八門的「不開心」，病人來門診不開心、護理師跟診不開心、醫師看診不開心、其他單位與門診合作不開心，到現在都還不敢稱自己是「不開心處理專家」。

踏上護理行政成為護理長，其實有點始料未及，但人生就是這麼奇妙，總會不停上演著「計劃趕不上變化」的老調戲碼。

## 毫無懸念，躍入護理職場

技職體系訓練出身的我（在臺灣，護理師分成一般大學護理系和技職體系科班出身），讀了護校及二專後，清楚知道自己喜歡實際接觸病人，所以畢業後毫無懸念就跳入護理職場，擔任過手術室、加護病房、一般病房等單位的護理師。

工作六年後，某天像是突然受到感召，有了強烈繼續進修的念頭，但要在國內念研究所還是國外，倒是天人交戰了一番。

最後考量除了希望增進護理專業之外，也想一併處理自己的爛英文，就這樣頭也不回地把我當時的畢生積蓄孤注一擲，毅然決然地辭職，前往澳洲。

由於澳洲外來的移民人口佔總人口百分之四十以上，所以也花了一番功夫研究到底該去哪一州，才不會就算出國，英文還是沒機會大練特練，強迫自己泡在全英文的環境中，就不信這樣英文不會好！

終於取得澳洲註冊護理師資格後，靠著當年學生簽證每週可合法工作二十小時，就這樣半工半讀在澳洲取得碩士學歷，當然國外護理臨床經驗也讓我體驗了許多與臺灣很不同的醫療體制系統。

學成歸國後，選擇了一家頗具盛名的癌症治療中心，剛開始面試還覺得奇怪，怎麼只是應徵個臨床護理師，卻要過五關斬六將，那時心想果然癌症中心就是不一樣，非常小心翼翼地篩選他們認為的「好」護理師。

期間和我面談的長官，一路從護理長談到督導，最後是護理部主任，原來他們想讓我擔任主管職，於是我就成了澳洲空降的副護理長。

## 澳洲空降，一躍主管職

離開臺灣四年，一回來工作，同時轉換環境與角色，剛開始有些水土不服，不知道是文化隔閡，還是護理專業角色上的不適應，讓我一度想棄守回去當個臨床護理師，還比較簡單。

臺灣護理長的訓練模式，大多還是靠自己在實務中摸索，邊做邊學，通常是累積幾年臨床經驗後，可以從擔任單位 leader 開始，協助單位行政工作，例如：排班、品管、教育、財管等，也學習處理一些突發狀況或是排解衝突。

單位護理長通常會從中發掘具有潛質的資深護理師，若醫院有釋出主管缺，就提拔自家優秀人才，不知道聽到這裡，有沒有悟出其中的奧秘？一來是如果想要走行政職，通常學歷最好是碩士畢業，再來跟單位主管的關係也要維持一定程度的友好。

然而就算已經做到上述兩點，真正進入護理行政領域時，還是有很大的機會因為適應不良而夭折，最大原因在於當上主管後要承擔的責任與壓力更大，「加辛」的有感程度，遠遠大過「加薪」的好感幅度。

剛接任社區護理副護理長時，承接的業務剛好是最初版的個案管理師，當時管理單位人數才八位護理師，因為在二十年前適逢許多進階護理角色正在培育發展中，還曾聽過醫師揶揄地說：「斯斯有兩種，啊！妳們護理師到底要發展幾種？」十幾年過去了，這本書翻翻看看至少十幾、二十種，都是當時始料未及的發展。

還好當初的堅持，一步一腳印，從一開始規劃建立的腫瘤個管師制度，發展至今已逐漸成熟茁壯，現在不但是各家醫院的「標配」，也有了護理學會的訓練課程與認證考試。

## 世事難料，成為不開心處理專家

近幾年，除了個案管理小組，又多接了門診業務。說到門診，大家不難想像得到，人來人往宛如醫院裡的菜市場，沒有叫賣聲，但偶有叫罵聲，同時囊括醫院裡所有科別、不同領域專長和脾氣的醫師在診間穿梭，步調之快也世事難料。

「阿長，診間電腦又當機了！」、「阿長，供應室說我們耳鼻喉科回去的器械少一支！」、「阿長，有病人在候診區昏倒了」，「阿長……」，心裡不停吶喊著「賣溝叫啊」（閩南語）。每天的工作都像健達出奇蛋一般，藏著不同的挑戰，次次驚奇連連。

你以為這樣就沒了？當然沒那麼簡單，就說「升官」一定會被好好重用的啊！除了管理單位的日常以外，還要時不時地處理突發狀況，當然少不了惱人的行政與文書業務、每月報表、品管稽核與改善、準備評鑑資料，還要負責會議報告等。

對我而言，處理事情不難，最難的永遠是人心。護理長最常需要處理的，就是五花八門的「不開心」——病人來門診不開心、護理師跟診不開心、醫師看診不開心、其他單位與門診合作不開心，到現在我都還不敢稱自己是「不開心處理專家」，因為每次的處理方式都不同，每個人在意的點也不同，沒有通則，必須花時間跟他們「搏感情」，來釐清每個不開心背後的真正原因，才得以將問題善終。

到過我辦公室的人，除了訝異桌面的凌亂，應該也會因為辦公室的擺設而忍不住偷笑，牆面上充斥著許多正向激勵小卡，還有一些用來撫慰人心的高顏值韓星照片，加上水晶、小人退散等避邪小物，真的使盡渾身解數來做好這份工作，才不愧對當初重用我的人。

我常半開玩笑地說：「護理長的工作也沒有太難，主要就是開會、吵架跟道歉！」這幾年的行政管理工作，讓我一次一次地挑戰自己的極限與本性，許多磨練也讓我幻想破滅。

記得有一位EMBA的同學曾經對我說，聽見我是門診護理長時，心中浮現的是日劇中的大奧總管，威風凜凜。但我心知肚明根本不是這麼一回事，跟當初還在念護校時看見護士帽上有黑槓（好啦，我知道現在很多人都沒看過護士帽這種古時候的東西），走路有風、一身殺氣的阿長形象，截然不同。

但我不想當一個有距離感或肅殺之氣的護長，我想當一個能和同事站在一起聊天的護長，所以走到今天這般田地，是自作自受，但絕不後悔。

## 照護眉角，多如牛毛

一般人可能覺得門診護理師的工作很單純，甚至輕鬆，不用輪班，只要按按燈號就可以。

偏偏我們醫院就沒有燈號，雖然每一診病人數較少，也沒有太多技術要執行，但是癌症治療及照顧的「眉角」多如牛毛，再加上癌症病人多半存在著隱形的不舒服，不是心情沉重、身體微恙，就是剛診斷時，快爆炸的焦慮感。

我期許門診護理師們得要十八般武藝樣樣精通，才能應付種種需求，除了能力上的要求之外，我認為好EQ是最重要的特質，因為一旦先暴怒，後面就免不了一場腥風血雨。

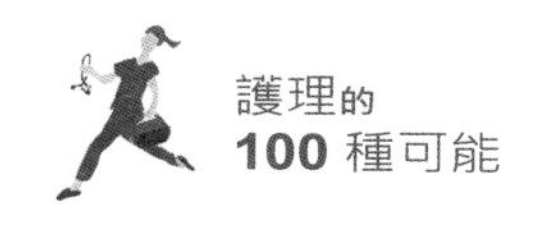


此外，大部分臺灣醫院門診都不需要寫制式的護理記錄，但由於我們是癌症專科醫院，病人照護的連續性很重要，因此我們會在每位病人看診前，先完成護理評估，在診間所給予的衛教指導及照護，執行完也要有護理記錄呈現在正式病歷中，看診完還有繁瑣流程與照護重點，陪伴病人與家屬走過艱辛的抗癌路程，真的不輕鬆。

我常常告訴同事，在門診工作要非常仔細小心，因為門診僅有短短的接觸時間，需要很有效率地完成所有工作，還不能遺漏，真的是需要花時間找到方法。

門診病人不像住院病人一直都在，萬一漏了什麼還有機會補救，若是交付錯單張，病人勢必又要再跑一趟。除此之外，又要讓病人感受到我們的專業與溫度，真的是很大的挑戰。

某天，看見一位護理師攙扶著一位行動不便的伯伯，邊走邊交代回家要注意的事項，還為他開門，目送他出診區，再三確認家屬有在外面接應才離開，當下最感動的人，其實是我。

還有一次，看見同事拍拍回來開死診的家屬肩膀，輕聲地說：「你辛苦了，雖然還有許多事要忙，別忘了找時間休息！」每次看到類似這樣溫馨又充滿洋蔥的畫面，總是讓我淚腺失守。

## 照顧病人、同事，也要關心醫師

護理不是高深的學問，而是真誠的陪伴與關懷，並且發自內心提供有溫度的照護。在我心中，這就是護理的價值。

護理長當久了，竟有一種當媽的心態，每次單位同事表現好或是被肯定時，我都覺得與有榮焉，就像是自己的孩子被稱讚一樣，感到既高興又欣慰。

當然需要我關心照顧的孩子，也不是只有護理師。記得有一次，護理師匆匆忙忙地跑來辦公室說：「阿長，X醫師在診間發脾氣，說他不看門診了，後面還有二十個病人還沒看，怎麼辦？」根本來不及花時間傻眼，細問之下才知道，剛剛有位家屬質疑該醫師的病情說明與診療計劃，兩人起了爭執，雙方在診間對峙僵持不下，家屬不願意離開，醫師一氣之下就一走了之。

這邊先請同事協助安撫現場等候的病人，我親自衝到醫師辦公室進行「道德勸說」，但無論如何曉以大義、動之以情，他還是不肯回到門診繼續看完後面其他病人。我只好使出最後一招「以退為進」，很沒有壓力地跟他說：「X醫師，你先喝杯茶休息一下，我們在門診等你喔，啾咪（順帶加上小愛心手勢），如果你十五分鐘後還沒來，我會再來看看你！」

離開醫師辦公室時，其實也沒有把握這一招是不是奏效，還是繼續思考B計劃，如果仍然堅持不回來看診，下一步要怎麼安排還沒看診的病人們？

還好最後只讓我等了五分鐘，護理師跑來通知醫師已經回門診繼續上工了！呼，還好在引爆之前，已經順利且安全地拆完炸彈裝置。當然，每位醫師都不一樣，要用客製化的相處模式，與照顧病人相同的「以人本為中心」的照護就不會錯了。

## 有能力照顧別人，是一種福氣

前不久，收到衛福部頒發的資深護理人員獎座及獎狀，誰料想得到，從小沒把護理當作人生選項的我，竟然一路走到現在。

一直覺得有能力照顧別人是一種特權（privilege），借用我敬愛的賴其萬教授的話，他稱之為「福氣」。

我相當懷念，以前在第一線照顧病人時的直接互動與回饋，讓臨床工作再怎麼辛苦，總是可以因為一句「護理師謝謝妳」、「妳沒來上班，我們都好想妳」、「我爸爸／媽媽說一定要跟妳說謝謝！」使我在這些簡單卻真摯的感謝中，維持動力。

護理長的工作，有點像在婆媳關係中兩面不討好的先生角色，要照顧前線護理同仁，又要達成主管的期待，極不容易找到工作中的成就感。管理工作中收放的拿捏，多年來仍在學習，做決策時也常常想，以前是小護士時，會希望阿長怎麼做？接到主管交代的任務時，也會問問自己如果是我，希望同仁完成怎麼樣的成果？就是一個同理心的展現。

現在最大的苦惱之一，是「抓不到交替」，後繼無人，大家都對行政工作興趣缺缺，避之而唯恐不及。

雖然行政工作並不有趣，也充滿挑戰，但與其抱怨護理主管及工作環境，不如當上主管參與行政工作與決策，更有機會改變現況，希望有一天對有潛質的優秀護理人來說：「To be, or not to be, that is not the question anymore.」（要不要去當護理長，不會再是問題），而是認為護理行政「I should be a part of it!」（我理當成為其中一份子）。

## 作者簡介

# 王秋雯

# 資深貓奴 # 副業比正業精彩
# 自助旅行成癮者

被護理耽誤的體驗家

### 學歷這件事

一九九九年 University of Tasmania 護理系學士
二〇〇一年 Monash University 護理系碩士
二〇二一年 政大ＥＭＢＡ

### 資歷這件事

一九九二～一九九七年 林森醫院護理師、馬偕醫院護理師
一九九九～二〇〇一年 澳洲註冊護理師
二〇〇一年～迄今 和信治癌中心醫院護理長
二〇一〇年～迄今 臺北護理健康大學兼任講師
臺北護理師護士公會國際事務委員
臺灣護理學會腫瘤護理委員
臺灣腫瘤護理學會研發委員

### 值得嘴的事

澳洲ＲＮ證照；教育部講師證；
臺北市護理師護士公會九五年度績優護理人員；
到過 Dana-Faber Cancer Institute（Boston）、MD Anderson Cancer Center（Houston）、Memorial Sloan-Kettering Cancer Center（New York）等知名癌症中心見習；天下雜誌訪問；寫過幾本教科書的章節；補習班授課十餘年，學生除了準護理師，還有準營養師跟準醫師，連對岸都快閃去教過幾次課；
木工、花藝、手工皂、羊毛氈、裁縫等才藝，族繁不及備載；半馬跑過幾次，不會游泳也敢泳渡日月潭，爬過玉山、雪山、嘉明湖、南湖大山，一樣族繁不及備載；出國二十多次沒有跟過團，自己玩出心得，還帶團帶出口碑。

### 讀者這件事

人生只有一次，活成自己喜歡的樣子。

# 05 有溫度的管理

腫瘤護理長 **歐怡秋**

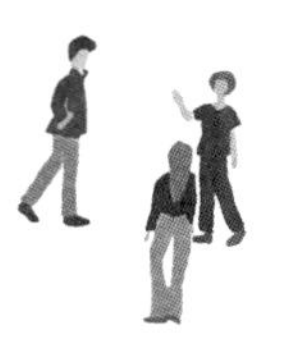

癌末病房好像很流行「許願」，我也常想：「如果我是他們，在看得見盡頭的生命中，是不是也有心願希望被達成？」

協助圓夢的過程讓我發現，願望其實非常「樸實無華」，原來我們視為的日常，對他們來說都是奢侈……。

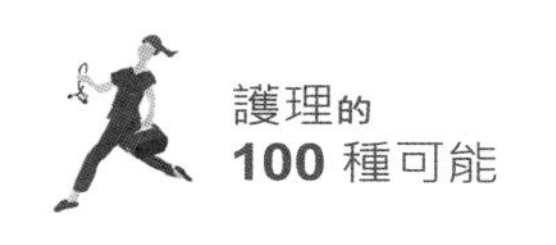


護理並非是我的第一志願，一度以為，護理只是自己暫時的依靠。

然而，偏偏我又蠻適合當護理師的……，打從學生時代開始，每次實習都能與病人維持良好的護病關係，也很喜歡他們學習自我照顧後開心出院。我相信唯有親身經歷臨床實務，才能真正理解護理。

## 參與治療始末，深受衝擊

畢業進入臨床，壓根沒懷疑原本對外科的憧憬，卻在最後選習時，照顧一位癌末病患，領悟到自己的角色功能可能改變病人的末期抉擇，讓我改以內科病房為首選。

在內科病房服務，學會了一件事——「罹癌沒有為什麼，但無法善終有。」看過許多臨床倫理議題搭配著鄉土劇情節，很多遺憾其實可以避免，當時還小的我，看不破這些事情。那時照顧一位初診斷的肺癌病人，陪他走了一年多的抗癌路，癌症還是無情地領他走向生命的盡頭。

或許是冥冥註定，又或是他選擇我送他一程，總之，我參與了他癌症治療的始與末，儘管我能理解醫療極限，我們改變不了許多事，卻無法消化那一段陪他一起走下坡的路。結束這個事件之後，我選擇離職。

人生大概就是要多走不同的路、多跌幾次跤，才能釐清真正適合自己的是什麼。

兩年後，回到家鄉宜蘭，鼓起勇氣，再次走進醫院面試，回鍋當個護理師，沒有太多想法，只希望自己這次能安穩地走下去。然而，或許是醫院規模尚小，自己更有機會受到長官賞識，配合醫院發展，我被選派至醫學中心進行腫瘤臨床實務培訓，心境不同，三個月的學習非常扎實和豐碩，返院之後，應用所學，與單位的護理長共同推展業務，學習準備醫院各式評鑑、癌症品質認證，在栽培我的護理長推薦之下，正式升上護理長，接管腫瘤病房。

## 榮升護長，學習衝突平衡

「當護理長」這個決定，或許看起來光榮，但我一開始並不同意接手護理長職務，因為當時自己僅有幾年臨床經驗，就要接管單位，似乎過於膽大妄為。

因為知道臨床有許多處境，必須透過行政的力量才能做出調整，找到解決的良方。就現實面來說，考量家庭因素，不想因為輪班而犧牲與孩子相處的時光，當部主任再次詢問我時，便決定勇敢踏出腳步、接受未知的挑戰。然而即便是熟悉的單位，當職務改變時，一切關係就再也不同了，尤其是人際互動模式。

這些護理同仁都是過往同儕，甚至是帶過我的臨床教師，或是工作年資多於自己的資深學姐，常常在心裡想著：「妳憑什麼管我們？」彷彿自己是走向叢林的小白兔，開始面對職場各種人性考驗，每天都帶著許多的疑問入睡，常常質疑自己，我是誰？我還

是我嗎？如何要能推動業務以符合長官期待？如何展現主管權威？如何讓下屬信服並且跟著做？

我被這種孤立的寂寞感包圍，這也是當上領導者的第一個調適——取得職位上的「衝突平衡」。我告訴自己衝突無法避免，不同職位的考量或重心，本來就不同，重點是如何處理「衝突」，並在每次衝突後不讓彼此傷痕累累。

另一方面，自己的積極、配合與自我要求，可能是被拔擢為主管的關鍵，卻也成為作為主管時最大的盲點——總覺得同仁都做不好。這種完美性格讓我在擔任護理長初期，累得半死。

不懂得授權與適才、用才，讓我與其分派工作，卻寧可選擇親力親為，當管理者也是第一線的執行者，可想而知，自己成為忙得不可開交，卻又不被同仁諒解的護理長，可說吃力不討好。同仁雖然感受到護理長的忙碌，卻不解護理長所忙為何？甚至認為無法協助她們處理臨床事務。

我花了很長的時間才瞭解「不是每個人都跟自己一樣，會為工作犧牲奉獻」，而且認真來說，真的也不需要為工作犧牲一切。當我把「沒有盡全力上班，就不是好護理師」的成見拋開後，才看到另外一種面貌。

護理同仁們各有特色，也各有所長，讓對的人處在對的位置上、做對的事，這是護理長相當重要的任務，而不是把每個人標準化。

## 成功不必在我，協助同仁獲得成就感

大多腫瘤病房的病人住院主要是為了治療，化學治療通常具有細胞毒性，藥品也比較昂貴，護理人員需要成為癌症病人治療的第一線守護者。

當治療無效時，護理人員要能自我調適，轉為陪伴與提供病人與家屬在生命末期所面對的身、心、靈症狀的照護。

身為護理長的我，除了訂定作業標準、辦理教育訓練，以培訓人才，並且運用監測稽核方式做好品質管理之外，更重要的是在照護過程中，引導臨床人員瞭解個人在照護病人時的角色與職責，尤其協助同仁獲得個人工作上的成就感。

漸漸地，我的成就感從自己轉變為培訓的同仁受到肯定，臺大畢業的學生過去最令人詬病的特質，是不懂得團隊合作與英雄主義，想要成為一位好的領導著，必須「兩者皆可拋」，體悟到——成功不必在我，唯有整個團隊成功，才是病人最大的福祉與依歸。

從基本護理學中學到的點滴滴速計算，教導同仁運用在臨床上，減少病人或家屬因為點滴滴空而按鈴。曾聽病人驚訝地說：「妳們的護理師非常專業，好幾次都是這麼精準，在點滴結束前一刻就進來換點滴，我們都不用按鈴！」光是「顧」好點滴這種小事，他們都會覺得這是護理專業的展現。

當過護理人員的我知道，要在點滴結束前進去更換，除了擁有好的數學能力外，時時觀察並把病人的事放在心上，才是掌握要訣。

也曾遇過病人家屬每天都在做筆記，從一開始記錄和羅列每位護理人員的表現、優缺點，但到最後，她收起了筆記本，告訴我：「我很相信妳們的專業，並且願意把先生放心地交給妳們！」這樣莫大的肯定，絕對不是空有一個好護理長就可以達成的境界，而是大家齊心的成果。

## 完成一個個人生願望

癌末病房好像很流行「許願」，我也常想：「如果我是他們，在看得見盡頭的生命中，是不是也有心願希望被達成？」

當病友信任我們，並說出他的願望，如果是在能力所及的範圍，我們就會與主治醫師展開跨科室的團隊合作，協助各種年齡層的癌末病人完成人生中最後一個願望。

很多願望都非常「樸實無華」，讓我發現原來我們視為的日常，對他們來說都是奢侈。我們曾陪著病人去「吃烤肉」的小確幸、「回家巡水田（閩南語）」，也協助過「拍攝臨終影片」等。

我想，如果當初剛進入臨床，瞭解並看見護理師還能在臨終前為病人做這麼多，或許我就不會選擇做一名護理逃兵，因為知道護理的重要使命，必須在病人生命終結前，協助病人和家庭達成圓滿。

以往，我們常常以「床號」稱呼病人，隨著照護的熟悉度增加，每位護理師腦海裡記得的是病人「姓名」，與一個又一個暖心故事，不斷堆疊下，成為每個人生命中成長的能量。

## 傻勁承擔，學習溫度平衡

一般人所以為的護理長，就是年長、資深、充滿氣勢與威嚴的「老」護士長，然而近三十歲便成為護理長職務代理人的我，似乎不符合大眾胃口。

有時穿梭在病房之間，也不容易被發現是單位主管，直到開口自我介紹，才得以正名。

曾有一次，修繕廠商前來查修，一開始看到我，便以輕蔑的態度說道：「小姐，這個沒關係啦！」我莞爾一笑回應：「師仔，但是據我所知不是這樣唷……。」一一細數包商工程上的問題，讓廠商不得不正襟危坐地回應：「是的，護理長，我們會好好處理！」這才逐漸翻轉其他人原先對我的表面印象，陸續接到「難怪妳可以當護理長」的回饋。

其中關鍵在於，我是醫護界所說的「鳳梨體質」，經常發生別人不容易遭遇的事，雖然身為病房護理長，卻是科別屬性較為特殊的單位，臨床病人具有相當程度的複雜度，

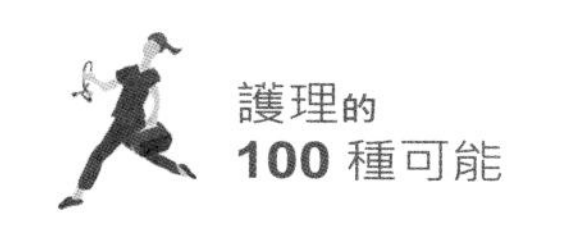


迎面而來的評鑑、督考、認證，讓各種能力迅速成長。

從不隨波逐流、堅持正確道路與信念的我，不懼怕、不閃躲，勇於面對各種任務與難關，願意聆聽不同聲音、向人請益，別人不願意做的，我卻有股傻勁承擔。

八年的行政主管經歷，我仍舊在學，與其說自己是腫瘤科護理長，不如說自己是護理單位的經理人，未來仍可能在不同專科領域擔任職務。

現在的我是從「衝突平衡」走向「溫度平衡」的境界，儘管每一次都能帶領人員完成任務，之後卻出現更多的挑戰，尤其單位的留任率低落，令我開始反思，任務導向的品質管理、行政管理，可能過於冰冷，應當適時注入溫暖。

很多事無法要求一步到位，儘管瞭解不是最完善，但是如何在過程中讓同仁感到自己被關注、受到主管支持、持續產生成就感，勝過完美的目標達成。

在腫瘤科的訓練之下，瞭解面對未知的未來，自己與整個團隊共存，在有限的時間中，盡力帶領大家做到最好。無論自己單位人員的年資、背景與來歷如何，都要視為瑰寶，懂得找出下屬的長處、善加發揮，並認知不足處、加以引導。而我必須擁抱變化、保持彈性與沉著、隨時接受挑戰，讓自己保有初心。

我最感謝病人用生命教會我許多人生的課題，儘管身處白色巨塔之中，卻讓我永遠不侷限自己的能力與思路。

## 作者簡介

# 歐怡秋

#理想家 #冒險家
#不輕易服輸的好戰份子

腫瘤病房護理長

**學歷**這件事

二〇〇〇年 蘭陽女子高級中學畢業
二〇〇四年 臺灣大學護理學系畢業
二〇二〇年 臺灣大學健康政策與管理研究所碩士畢業

**資歷**這件事

二〇〇四～二〇〇五年 臺大醫院胸腔內科護理師
二〇〇五～二〇〇七年 換跑道跑跑看
二〇〇七～二〇一一年 國立陽明交通大學附設醫院內科病房護理師
二〇一一年～迄今 國立陽明交通大學附設醫院內科病房護理長

值得**嘴**的事

行動鳳梨：遇到或發生別人沒經歷過的情況，還能吸走同班別同事的衰運。
預言家：同仁都清楚，不能讓我隨便開口，因為預測能力很強，常常一說就中；
救援部隊：常在各種情境下緊急應變與支援調度，也是別人有難或問題時，腦海閃過的最佳諮詢對象；
謝晉元團長：於醫院移設時作為壓底的中繼單位，帶著全病房人員守到最後，被戲稱現代版的「四行倉庫謝晉元團長」、迷你影集《諾曼地大空降》（Band of Brothers）護理版；
關於榮譽事蹟或學術發表，如果我夠厲害，應該不用嘴就能看見了！

給**讀者**的話

人生的道路永遠不只有一條，即便走在同一條路上，也要努力去拓展視野、跳脫舒適圈，用不同的角度欣賞沿途風景，然後用心珍惜每個與自己曾經相遇的靈魂。

# 06

# 相互尊重很難嗎？

急診副護理長 **林美汝**

急診室幾乎每天會看見一盞盞「人生跑馬燈」，救與不救？積極治療或緩和醫療？總在兩難抉擇中拉鋸度過，每一個人／每一家儼然就是一個小劇場。如何搶救生命，的確是急診的專業之一，也是一種本能。但在科學化的醫療背後，也要涵蓋人性關懷……。

我是典型的急診人，無論要快要慢，工作多年早已練就一身好本事。我可以在幾分鐘內將急救器材架設好，等著救護車把ＯＨＣＡ（院外心跳停止）的病人送進來；也可以在病人臨終前，和緩地跟家屬進行哀傷輔導及病人死亡準備，甚至是屍體護理。

## 做足準備，急診膽量訓練

因為不知道下一秒進來病人的樣貌，我們只能做足準備來因應各種狀況。

在急診可以訓練膽量倒是真的，第一次看到病人因重大車禍送進來，正想拿起他的手來抽血時，卻發現軟趴趴的手已經嚴重骨折，或是想抽鼠蹊動脈的血，摸上老半天根本已經沒有脈動可言，當然不要說各種的面目全非（燒傷、墜樓、鬥毆、槍擊等）。

除此之外，每天要投入的照護工作，不管是病人的大大小小事情，管吃管住、傷口換藥、翻身拍痰等，都可以看到急診護理師忙進忙出的身影。

曾聽一位從病房請調來的護理師說：「以前都會覺得急診護理師好無情，講話簡短、沒有人味，自己到這裡工作後才發現，真的很怕跟家屬對到眼，因為一對上就有完沒完地問東問西……。」

各種問題可說包羅萬象──「醫師都沒有跟我解釋檢查報告！（但明明那位年輕的

主治醫師才剛解釋完所有的病情及報告）」、「為什麼一整天都看不到醫師查房？」、「我到底還要等多久才能住院？」、「請問某某某在哪裡？」、「請問便利商店怎麼走？」

這些詢問都還是小事，有些病人對醫師與護理人員竟有明顯的雙重人格，前一秒對醫師態度畢恭畢敬，答應接受檢查，等到護理師出現要執行時，卻又板起面孔開始咆嘯：「妳去叫醫生跟我說！」（啊，你剛剛不是就跟他說過了嗎？只差沒有打勾勾而已）

## 環境和噪音，以及恐怖大魔王

急診最令人詬病的地方，就是環境和噪音。

由於急診不像病房有圍簾和隔間，往往一個空間有一床躁動，大家都別想睡了，每位病人與家屬都會過來說：「可不可以請他安靜一點？」每次聽到這句話不禁很感嘆，如果可以，誰喜歡這樣意識混亂，就是生病了才會如此地不受控啊！

臺灣這種「把醫療當服務業」的經營模式，讓許多人都以為繳交健保費就是花錢的大爺，動不動就把「我要投訴你」掛在嘴邊，配合指著對方鼻子的動作，令人相當爆氣。

說到這裡，讓我想起某位愛滋病（AIDS）患者，對於服藥或是治療的遵從性極差，常常不按照時間返回感染科門診拿藥，再加上酗酒習慣，以致好發慢性胰臟炎引起腹痛症狀，反覆至急診求治，漸漸地成為急診的熟客。但他並沒有因為熟識而展現出更多的體諒，反而每次都以「老」病人的姿態出現，也因熟知醫院的作業流程和急診室常規，常常要求「特殊待遇」，只為了讓自己儘快打到嗎啡。

幾次下來，你會發現他就像是索討嗎啡的慣犯，如果開門見山說：「我們不能提供嗎啡，因為懷疑有成癮可能！」接下來他就開始大鬧急診室或騷擾其他病友，哭訴都沒有醫護人員解救他，博取一旁病友或家屬對他的同情。

你說還能拿他怎麼辦？我們不希望自己的成見，輕忽潛在危險可能發生的萬分之一機會，但每次又會痛恨自己的婦人之仁。對於這樣蓄意性的挑釁，最有效的處理方式就是不予理會或是冷處理，讓他自然而然地把「有趣」變成「無聊」。這種做法看似消極，但在這種情況下是最積極的處理。

## 謙卑看待生命，學會活在當下

多年的高壓工作，並沒有讓我因此退怯，反而精進了我的「能聽」、「能說」、「能做」、「能懂」的護理專業。

因為從事急診臨床工作的關係，讓我有不少「面對死亡」的機會教育，也深深體認到生命變化的無常。有句話說：「棺材是裝死人，不是裝老人。」使我更謙卑地看待生命，在多次的機會教育之後，因而改變一些人生觀，選擇積極活在當下，珍惜每一天與親友相處的時刻，也有心理準備接受下一秒鐘任何可能突發的變化與挑戰。

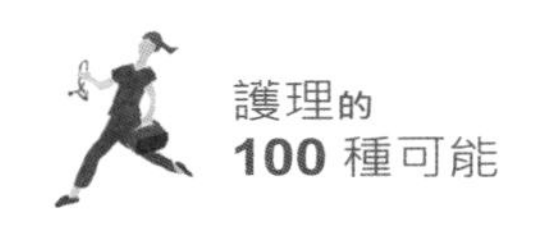


為何死亡恐懼揮之不去？那是因為對於死亡形貌及死亡過程的未知。當回首人生過程，體悟到仍有未解開的心結、未了的心願，或是來不及補救的悔恨，不免感到遺憾，進而產生失落與分離的恐懼。急診室裡，幾乎每天會看到急重症或癌末病家們的一盞盞「人生跑馬燈」，救與不救？積極治療或緩和醫療？總在兩難抉擇中拉鋸度過，每一個人／每一家儼然就是一個小劇場。

身為一名專業護理人，如何用智慧判斷與引導病家，為病人謀取最大的福祉，才不會一味地絞盡腦汁、耗盡所有醫療科技，陷入只為了挽救再也無法挽回的生命，誤以為「醫療萬能」的謬想。如何搶救生命，的確是急診的專業之一，也是一種本能。但在科學化的醫療背後，也要涵蓋人性關懷，死亡是生命的自然法則，並非是醫療失敗的結果，特別是在醫護團隊盡心盡力努力搶救之後。

## 護理專業，落實在互相尊重

多年急診護理工作經驗的累積之下，非常主張維護人性尊嚴——「偶而治療，時常緩解，總是舒適」這句話，讓從事醫療工作的我謹記在心。

「護理專業」說穿了就是處理生理、心理的各種疑難雜症的本事，除了要有專業技能外，還需要細心與耐心，更要有洞察病人生理、心理變化與需求的心力，才能提供個別化的照護。

身為專業醫護人員，應該具有職業道德、感控觀念和尊重病人隱私，我們在眾多病人之中需先篩選出「最緊急」需要處理的病人，無關後台、家世與關說，也得在面對許多未知的傳染病（例如 COVID-19）裡保護自己、其他病人，還有我們親愛的家人。

醫護人員是極大的傳染媒介，特別是在急診交互照顧不同疾病性質的病人時，不論是為維護其他病人在照護上的品質與安全，做好防護是必須的要事。

說了那麼多，無非是希望大家——沒事不要來急診，不要因為自己的各種方便，浪費了珍貴的急診資源。只是在健保德政底下，大家無感於幾百元的自付額，認為省下的時間更划算，卻不知道擠壓到的是那些真正需要急診醫療的病人。

急診醫療與照護，還有很多進步空間，一切都建立在相互尊重的基礎之上，希望大家愛惜資源、善待醫療工作者，否則老是處在高壓工作下的護理師，最後走的走、逃的逃，剩下最資淺的應屆畢業生擋在前線，老實說這是最不樂見的結局。因為沒有臨床工作經驗的他們，來到急診的挫折是可預見的事。

儘管目前現況仍與理想存在不小的差距，依然期許著民眾能給予更多的尊重與諒解；護理人員則是對於工作有著更多的認同與使命感，讓我們在急診扎實的訓練下，一起變得更茁壯、更圓熟。

## 作者簡介 林美汝

急診護理師

**學歷**這件事

臺北醫學大學護理研究所畢業

**資歷**這件事

臺大醫院急診護理師暨副護理長

值得**嘴**的事

二〇二〇年起 為了紓緩身心壓力，當起假日業餘自由車手，認真練車。一開始從騎平路，到現在挑戰騎山路；一開始從休閒速度，到現在挑戰心跳的速度。今年參加兩場正式自行車活動，驗收自己的騎乘能力；
二〇二〇年九月 環大臺北一百公里，花四小時四十九分鐘完賽；
二〇二〇年十一月 環花東 365K 挑戰賽，兩天賽事，第一天花蓮到台東，花八小時九分鐘完賽；第二天臺東到花蓮，花十小時十分鐘完賽；
對於一個假日業餘自由車手的我來說，可撐完兩天的嚴峻考驗，由衷佩服自己體力和毅力啊！

給**讀者**的話

沒有不行的事，只有我不想行；想要挑戰別人之前，先戰勝自己！

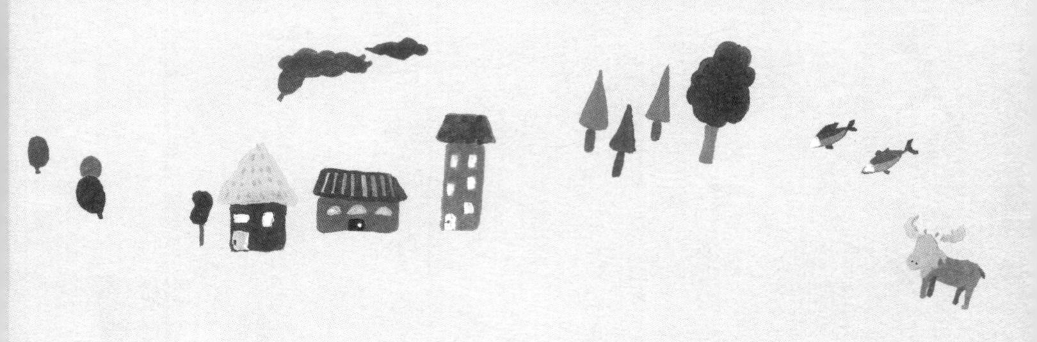

原來護理師不只在醫院，還可以上國會當立委；當護理師變身職場OL，竟成公司的健康守護者；防疫第一線，機場檢疫護理師為全民把關；偏鄉就醫不便，別擔心，這裡也有遠距諮詢護理！
放眼世界，飛向國際，也能憑藉護理專業發光發熱，這些新角色展現出護理的無限可能……。
跟著護理人一起熱血啟程，迎接斜槓人生！

本書特色

- 全臺第一本寫給未來護理人的斜槓指南
- 臺灣第一套集結40多位護理師在護理路上的生命故事
- 書中介紹不同護理的角色功能，帶領一窺笑中帶淚的職業秘辛
- 提供護理系莘莘學子及正在護理交叉路口徘徊者的就業參考指引
- 邀請國外護理師分享臺灣以外的護理職業環境，增長護理國際觀
- 邀請護理好朋友，藉由其它醫療人員視角，鼓勵與反思護理的美好與多樣性

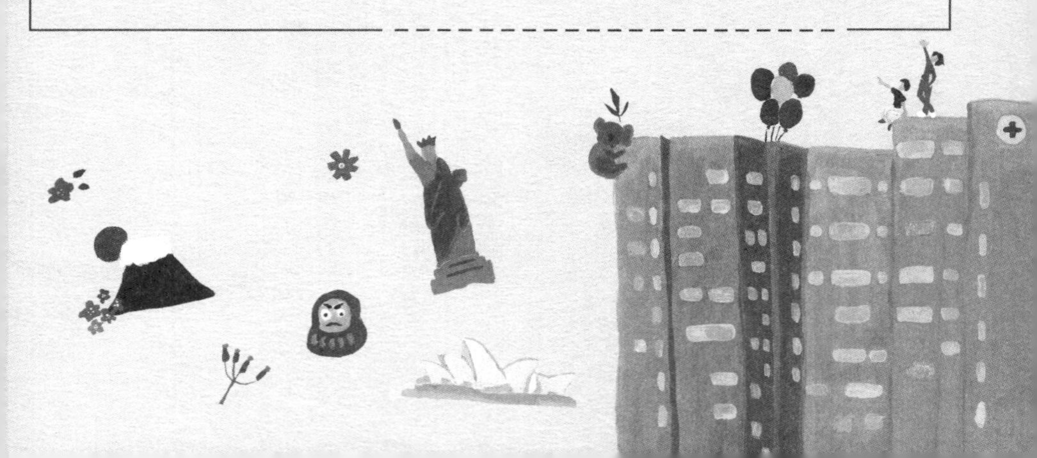

國家圖書館出版品預行編目 (CIP) 資料

護理的 100 種可能：白色巨塔內的角落生物 / 林怡芳總策劃 .-- 第一版 .-- 臺北市：博思智庫股份有限公司，民 110.03 面；公分

ISBN 978-986-99916-1-2( 平裝 )

1. 護理師 2. 通俗作品

419.652 109022025

GOAL 36

# 護理的 100 種可能

## 白色巨塔內的角落生物

總 策 劃｜林怡芳
作 者 群｜王秋雯、吳思葦、吳凱棒、汪慧玲、李靜怡、吾曜梧景
林美汝、林怡芳、林玥萱、林聖芬、林鳳蓮、胡文郁
柯虹如、許寬宏、陳幼貴、陳怡安、陳宛榆、陳薇君
郭豐慈、楊雅筑、蔡孟佑、歐怡秋、劉彥廷、鍾亞璇
（依姓名筆劃排序）
封面繪圖｜陳昱卉

主 編｜吳翔逸
執行編輯｜陳映羽
校 稿｜李靖晴、蔡佩真、林于璿
美術主任｜蔡雅芬

發 行 人｜黃輝煌
社 長｜蕭艷秋
財務顧問｜蕭聰傑
出 版 者｜博思智庫股份有限公司
地 址｜104 臺北市中山區松江路 206 號 14 樓之 4
電 話｜(02) 25623277
傳 真｜(02) 25632892

總 代 理｜聯合發行股份有限公司
電 話｜(02)29178022
傳 真｜(02)29156275

印 製｜永光彩色印刷股份有限公司
定 價｜350 元
第一版第一刷 西元 2021 年 03 月

ISBN 978-986-99916-1-2

博思智庫股份有限公司
博思智庫粉絲團 Facebook.com/broadthinktank